ESSAI

SUR

L'ANESTHÉSIE LOCALE

ET DESCRIPTION

D'UN NOUVEAU PULVÉRISATEUR

PAR

CHARLES GENSOLLEN

né à Solliès-Pont (Var).

DOCTEUR EN MÉDECINE

Honoré de récompense particulière du Ministre de l'Instruction publique; Médaille d'Argent de 1re Classe (choléra de 1865); Membre titulaire de la Société médicale d'Émulation de Montpellier; Membre correspondant de la Société Éduenne des lettres, sciences et beaux-arts d'Autun, etc., etc.

> Le rôle que joue la douleur dans les maladies est plus important que beaucoup de pathologistes ne le pensent.
> A lui seul, l'élément douleur est une cause puissante de maladie; en combattant, en détruisant cet élément, on fait souvent cesser les accidents les plus graves.
> TROUSSEAU et PIDOUX.

MONTPELLIER

BOEHM & FILS, IMPRIMEURS DE L'ACADÉMIE

Éditeurs du MONTPELLIER MÉDICAL

1867

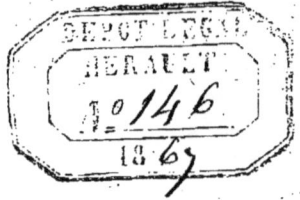

ESSAI

SUR

L'ANESTHÉSIE LOCALE

ET DESCRIPTION

D'UN NOUVEAU PULVÉRISATEUR

PAR

CHARLES GENSOLLEN

né à Solliès-Pont (Var).

DOCTEUR EN MÉDECINE

Honoré de récompense particulière du Ministre de l'Instruction publique; Médaille d'Argent de 1re Classe (choléra de 1865); Membre titulaire de la Société médicale d'Émulation de Montpellier; Membre correspondant de la Société Éduenne des lettres, sciences et beaux-arts d'Autun, etc., etc.

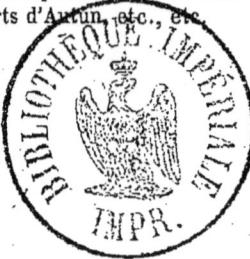

Le rôle que joue la douleur dans les maladies est plus important que beaucoup de pathologistes ne le pensent.

A lui seul, l'élément douleur est une cause puissante de maladie; en combattant, en détruisant cet élément, on fait souvent cesser les accidents les plus graves.

TROUSSEAU et PIDOUX.

MONTPELLIER

BOEHM & FILS, IMPRIMEURS DE L'ACADÉMIE
Éditeurs du MONTPELLIER MÉDICAL
1867

A MON PÈRE ET A MA MÈRE.

A MON FRÈRE.

C. GENSOLLEN.

A M. BOUISSON,

Professeur de Clinique Chirurgicale à la Faculté de Médecine de Montpellier, Chirurgien en Chef de l'Hôtel-Dieu Saint-Éloi, Officier de la Légion d'Honneur, etc.

A M. ROUGET,

Professeur de Physiologie à la Faculté de Médecine
de Montpellier, etc.

A M. MOUTET,

Professeur d'Opérations et Appareils à la Faculté de médecine
de Montpellier, etc.

C. GENSOLLEN.

A M. ESTOR,

Professeur-Agrégé; Chirurgien en Chef de l'Hôpital-Général.

Veuillez accepter, cher Maître, ce faible gage de ma reconnaissance pour tous les soins avec lesquels vous m'avez guidé dans la carrière médicale.

Je n'oublierai jamais ce que je dois à vos excellents conseils et à la bienveillance dont vous et les vôtres n'avez cessé de m'entourer.

C. GENSOLLEN.

A MES MAÎTRES.

A MES AMIS.

C. GENSOLLEN.

INTRODUCTION

Comme toutes les sciences d'observation, la médecine a ses nombreux et infatigables pionniers, dont les utiles découvertes viennent à certaines époques aplanir les difficultés et marquer par de glorieux jalons les grandes étapes de l'art médical.

Jenner découvrant les effets du vaccin, Laënnec faisant connaître l'auscultation, le microscope et ses merveilleuses applications à la médecine; Jackson résolvant le problème de l'anesthésie générale ; les progrès de la physiologie moderne ; tous ces hommes privilégiés, toutes ces grandes et fécondes découvertes traçant, dans le champ fertile de la science, de lumineux sillons, répondent surabondamment aux critiques aussi injustes que surannées des incrédules ou des indifférents, esprits inquiets ou timorés, qui, niant tous les jours les progrès de la médecine, ont le tort immense de prendre l'avenir en défiance.

De toutes ces découvertes fécondes qui ouvrent à la science une voie nouvelle, la plus salutaire et la plus brillante est, sans contredit, l'anesthésie.

C'est à une partie de cette méthode, l'*Anesthésie locale*, que doit se borner mon travail.

Tôt ou tard, cette dernière branche devait trouver sa place dans l'histoire de la chirurgie.

Produire, en effet, l'insensibilité dans une partie circonscrite du corps, c'est non-seulement prévenir la douleur, mais encore mettre le malade à l'abri de tous les dangers qu'offre l'anesthésie générale.

Nous n'avons jamais été témoin, dans le cours de nos études, des accidents de cette dernière méthode, où le patient qu'on voulait empêcher de souffrir a été foudroyé contre toute attente, en dépit des plus sages précautions.

Mais tous les chirurgiens administrent-ils aussi bien que nos Maîtres les agents anesthésiques?

Quand la Société impériale de chirurgie de Paris pose en principe que le chloroforme pur et administré par des mains habiles peut déterminer des accidents graves, et même la mort; en présence de faits malheureux, et il y en a, combien ne doit-on pas trembler en administrant cet agent ?

Aussi, en face des hasards de ce mode anesthésique et des contre-indications nombreuses de son emploi, a-t-on compris l'utilité, la nécessité même de *l'anesthésie locale*.

Dans ces dernières années, tous les chirurgiens se sont empressés de lui prodiguer leurs soins; tous ont rivalisé de zèle pour la faire revivre.

Cet intérêt général nous encourage à retracer aujourd'hui son histoire et ses avantages dans certaines opérations.

Nous avons l'espoir que nos Maîtres accueilleront notre modeste étude avec indulgence, étendant jusqu'à son auteur la bienveillance qu'ils nous ont déjà plusieurs fois témoignée.

D'autres travaux antérieurs livrent notre dissertation à tous les dangers d'une comparaison ; mais si ces pages pâlissent en face d'œuvres mieux ordonnées, nous croyons que notre bonne foi sera notre meilleure excuse, car nous pouvons dire avec sincérité :

« *Credidi propter quod locutus sum.* »

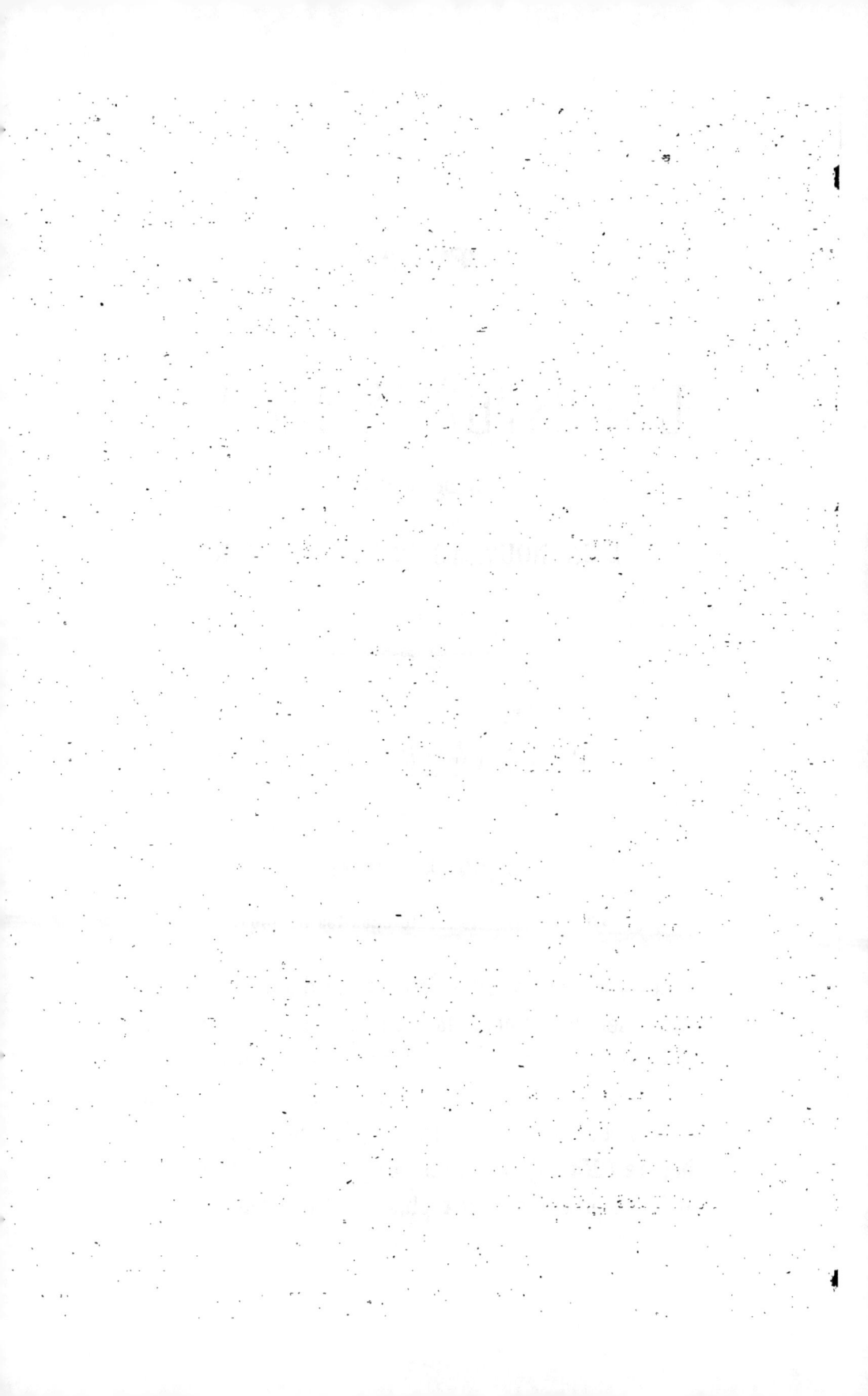

ESSAI

L'ANESTHÉSIE LOCALE

ET DESCRIPTION

D'UN NOUVEAU PULVÉRISATEUR

PREMIÈRE PARTIE

CHAPITRE PREMIER

De l'anesthésie locale chez les anciens.

Les recherches faites dans le but d'atténuer ou de supprimer localement la douleur produite par les opérations chirurgicales, ne sont pas nouvelles.

A côté des moyens généraux employés par les anciens, tels que la mandragore, les préparations de chanvre (*Ma yo*) et autres drogues, on trouve auss quelques procédés locaux plus ou moins vantés.

Du temps d'Hippocrate, on employait la fumée d'herbes aromatiques, que l'on dirigeait dans l'intérieur du vagin à l'aide de tubes.

Un passage de Pline nous montre qu'à son époque on se servait d'un moyen assez régulier pour engourdir les parties sur lesquelles on devait opérer :

« *Vocatur et Memphites a loco gemmantis naturæ. Hujus usus conteri et iis quæ urenda sint aut secanda et aceto illini ; obstupescit ita corpus, nec sentit cruciatum* [1]. »

Antoine du Pinet donne, dans son vieux style, la traduction suivante de ce passage :

« Quant au marbre du Caire, qui est dit des anciens Memphites, il se réduit en poudre, qui est fort bonne, appliquée en liniment avec du vinaigre, pour endormir les parties qu'on veut couper ou cautériser, car elle amortit tellement la partie qu'on ne sent comme point la douleur. »

Du Pinet ne devait pas croire entièrement aux bons effets du marbre du Caire, car il aurait traduit plus fidèlement, sans affaiblir le texte, le « *nec sentit cruciatum* » de Pline.

Dioscoride nous parle aussi de cette pierre, et nous apprend qu'elle est grosse comme un talent, grasse et de diverses couleurs (ψηφιδων, λιπαροσδε, και ποικιλος). [2]

---

[1]. Plinii secundi *Historia mundi*, lib. XXXVI, cap. XI.
[2]. Lib. V, cap. CLVIII.

M. Stanislas Julien[1] rapporte qu'un médecin chinois, vivant vers le IIIe siècle de notre ère, faisait disparaître les douleurs du rhumatisme articulaire aigu au moyen d'affusions continues d'eau froide.

Enfin, d'après Casp. Hoffmann, qui cite Benedictus[2], les Assyriens avaient la coutume de comprimer les vaisseaux du cou des jeunes gens auxquels on voulait pratiquer la circoncision.

De pareils exemples pourraient être multipliés ; je ne pense pas devoir entreprendre cette tâche, qui n'aurait d'ailleurs aucune utilité.

Les quelques faits cités nous montrent à quelle date lointaine remontent les procédés qui sont encore en vogue de nos jours pour produire l'anesthésie locale.

C'est ainsi que nous commençons à voir sous Hippocrate la douche vaginale d'acide carbonique employée de nos jours par une foule de chirurgiens, et justement vantée contre les ulcérations et les tumeurs cancéreuses de l'utérus.

C'est l'acide carbonique que nous retrouvons encore dans le marbre du Caire, bien que, contrairement à l'opinion de M. Littré, quelques auteurs aient avancé que cette pierre n'était qu'une substance pouvant produire avec un acide un mélange réfrigérant.

Il est vrai que nous avons sur tous ces faits trop

[1] Comptes-rendus de l'Académie des sciences, séance du 19 février 1849.

[2] Casp. Hoffman; *De thorace*, lib. II, cap. XXIX.

peu de détails pour nous prononcer entièrement sur les résultats obtenus, mais ils nous prouvent toujours l'existence de l'idée de la méthode, qui n'a subi aucune modification réelle.

Les procédés se sont améliorés et perfectionnés, les agents anesthésiques ont subi quelques modifications; mais c'est toujours par l'action du froid, par la compression ou la narcotisation locale, que nous opérons encore.

Il nous reste à citer quelques moyens basés sur l'action stupéfiante de certaines plantes.

Il est vrai que, dans ces cas, l'anesthésie produite était générale; aussi ne nous étendrons-nous pas sur ce sujet, qui nous montrera seulement par quelle progression l'idée de supprimer la douleur est arrivée jusqu'à nous.

Les Chinois paraissent avoir employé une plante que l'on suppose être *Cannabis Indica*, de la famille des Urticées, et dont l'efficacité était merveilleuse, si on en croit M. Stanislas Julien [1].

Nous citerons encore la recette de Hugues de Lucques, que Théodoric son élève, chirurgien de l'École de Bologne, et que Jehan Canappe nous ont transmise dans un de leurs ouvrages [2].

---

[1] Notice relative à Moa-tho, médecin chinois (extraite d'un grand ouvrage chinois intitulé : *Kou-King-i-Tong*, ou Recueil de médecine ancienne et moderne, publié au XVIᵉ siècle), par M. Stanislas Julien, 1849.

[2] Maistre Jehan Canappe; Le guidon en francoys. Lyon, 1538, pag. 258.

Enfin, dans un travail de Jean-Baptiste Pesta, intitulé *la Magie naturelle*, on est surpris de la description qu'il fait des phénomènes anesthésiques produits au moyen d'une essence que l'on doit tenir enfermée dans des vases de plomb, pour que la partie subtile ne s'en échappe pas.

Si on se rappelle alors le liquide qu'Albert-le-Grand nous désigne sous le nom d'*aqua ardens* ; si on réfléchit un instant aux matières (vin, tartre, sel , chaux, figues vertes... etc.) qui servaient à le préparer, on est tenté de croire que les anciens connaissaient déjà le chloroforme et l'éther mélangés à d'autres substances.

Tel est le résumé de nos recherches sur les moyens anesthésiques chez les anciens ; la plupart d'entre eux ont été abandonnés, tous ont subi des modifications, des perfectionnements , mais l'idée de la méthode est restée.

Nous allons voir dans le chapitre suivant de quelle manière les modernes ont su l'interpréter.

CHAPITRE II

De l'anesthésie locale chez les modernes.

On serait frappé de la multiplicité des moyens locaux employés jusqu'à ce jour, pour atteindre le but
si désiré, si on ignorait que les grandes découvertes
ne sont jamais l'œuvre d'un seul.

Beddoës étudie les propriétés de l'acide carbonique ;
Nunneley préconise le chlorure de gaz oléfiant, et dans
l'établissement de Bristol qu'on appela *Institution
pneumatique*, Richard, Persay et le chimiste Davy
publient bientôt des observations relatives à l'éther
nitreux et au protoxyde d'azote.

On expérimente le chloroforme et les différents éthers.
Les journaux de médecine relatent des modes nouveaux
d'anesthésie locale, parmi lesquels nous citerons : la
chloro-acétisation, si vantée par M. Fournier, et l'anesthésie électrique de M. Tripier.

M. E. Georges se trouve satisfait de l'emploi des
essences de pétrole, et le Dᵣ Bigelow reconnaît au rhi-

golène une supériorité sur les autres agents anesthésiques connus jusqu'à ce jour.

Enfin, l'éther sulfurique lutte avec avantage contre
les mélanges réfrigérants, et l'un et l'autre trouvent
des partisans zélés parmi les savants illustres.

Mais tous ces moyens se classent facilement, par
leurs propriétés et leur mode d'agir, en quelques chefs
principaux que nous examinerons en particulier, disant
seulement un mot des différentes substances qui ren-
trent dans le même groupe.

Ce qui a rapport à l'éther sulfurique constituera la
seconde partie de notre travail.

§ 1. DE LA COMPRESSION.

L'observation la plus superficielle, démontrant l'influence de la compression sur la sensibilité, a certainement dû donner l'idée à de nombreux chirurgiens
de l'employer comme moyen préservatif de la douleur.

Vers la fin du siècle dernier, Jacques Moore, chirurgien de Londres, érigea la compression en méthode
régulière, pour prévenir ou diminuer la douleur dans
les opérations chirurgicales.

Mais peut-on penser qu'Ambroise Paré, en se servant de ce moyen, n'ait eu d'autre but que celui d'é-
viter les hémorrhagies ?

Nous ne saurions croire que ce chirurgien illustre,
si plein d'une tendre sollicitude pour les souffrances

des opérés, n'eût pas poursuivi ce but, et, comme l'a fait M. Robert, nous placerons Ambroise Paré au premier rang de la liste glorieuse des chirurgiens ayant contribué à la brillante découverte de l'anesthésie locale.

La compression peut s'appliquer sur les troncs nerveux ou sur les vaisseaux artériels, ce qui signifie qu'on peut produire l'anesthésie par arrêt de l'influx nerveux ou de l'influx sanguin.

Les effets de cette méthode peuvent être observés dans une foule de circonstances.

Le choc du coude contre un corps dur et anguleux détermine, par la contusion du nerf cubital, une paralysie momentanée; et évidemment, dans ce cas, il ne peut y avoir eu compression des artères, et la paralysie est déterminée seulement par un arrêt dans le courant nerveux qui doit transmettre au cerveau les impressions de la périphérie.

La cause de cette paralysie est une altération du tissu même du nerf, et elle varie avec le degré de la compression; ainsi, tandis qu'une compression légère interrompt seulement le courant nerveux, elle détruit la substance nerveuse elle-même, si elle est plus énergique et d'une durée plus longue.

Le microscope démontre dans ces cas les altérations de la substance nerveuse, et la sensibilité reste abolie tant que la régénération de cette substance ne s'est pas produite.

Enfin, tout le monde sait que la section des nerfs guérit les névralgies dont ils sont le siége, et chacun connaît l'empirique de Van-Swiéten qui guérissait les maux de dents par la compression du nerf maxillaire inférieur, à son émergence sous les téguments du menton.

Nous avons déjà parlé de la coutume qu'avaient les Assyriens pour rendre les enfants insensibles; d'après M. Flemming[1], cette opération serait basée sur la compression des artères, et la cause siégerait dans ce fait que les fonctions d'un organe sont suspendues quand on arrête l'abord du sang nécessaire à sa nutrition.

Des expériences sur lui-même et sur un grand nombre d'autres personnes le confirmèrent dans cette opinion.

La compression sur le trajet des carotides amenait un sommeil calme et paisible avec anesthésie; le sujet revenait à lui-même sans souvenir du passé, dès que la compression était abandonnée.

Nous voudrions bien savoir comment M. Flemming opérait pour comprimer exactement les carotides, qui sont assez profondément placées, et on nous permettra de douter du résultat qu'il a obtenu.

Pour nous, le mode employé par les Assyriens,

---

[1] *Bristish and Foreing Medico-chirurgical Review*, tom. XXX, pag. 259.

qui ne devaient pas avoir des compresseurs aussi perfectionnés que les nôtres, est basé sur la compression
de tous les vaisseaux du cou ; le même phénomène
qui se présente dans la strangulation se présentait
alors et permettait l'opération, si courte d'ailleurs,
de la circoncision.

Nous lisons dans la thèse de M. Varsarhely[1] une
observation recueillie dans le service de M. Velpeau.

Ce professeur fit pratiquer la compression sur un
anévrysme de l'artère fémorale, et on observa chez le
malade un fourmillement dans le pied, puis ensuite
un engourdissement complet de tout le membre.

Le nerf crural n'avait pourtant pas été intéressé,
et, l'aurait-il été, il est connu que ce ne sont pas les
ramifications de ce nerf qui animent le pied.

Ce dernier fait, et bien d'autres qu'il serait facile de
recueillir, prouvent ce que M. Flemming avançait, à
savoir : que toutes les fois que les ramifications nerveuses ne reçoivent plus de sang on n'en reçoivent
qu'une quantité insuffisante, il y a anesthésie plus ou
moins complète.

Ce n'est point sur l'explication du fait que nous
avons invoqué un doute, mais sur la manière seule de
produire la compression des carotides.

Nos Maîtres jugeront la portée de notre observation

_____
[1] Thèse, 1865.

à ce sujet. Ce que fit Jacques Moore[1] et ceux qui l'i-
mitèrent, n'est d'ailleurs autre chose que l'application
des deux ordres de faits dont nous avons cité quelques
exemples.

Et on comprend facilement qu'il était bien difficile
d'exercer une compression exacte et isolée d'un seul
ordre de vaisseaux.

D'ailleurs, quand les deux moyens aboutissent au
même résultat, et que l'un d'eux, la compression des
artères, empêche les hémorrhagies, pourquoi cherche-
rait-on à les séparer ?

Nous trouvons décrit un compresseur à deux pelotes unies par un demi-cercle en fer qui faisait le
tour du membre sans toucher d'autres points que ceux
sur lesquels agissaient les pelotes, et d'un mécanisme
tout à fait analogue au compresseur de Dupuytren.

Mais on connaît la valeur de ces instruments, qui
diffèrent peu du tourniquet ordinaire, et, malgré des
essais nombreux, la compression n'a dû jamais donner
de grands résultats.

Cependant plusieurs observations nous apprennent
que Jacques Moore pratiquait des amputations aidé
de ce moyen préventif de la douleur.

Il s'appuie, à ce sujet, du témoignage de Hunter ;
mais nous devons dire, à l'exemple de M. Bouisson,

---

[1] *A Method of preventing or diminishing pain in several opera-
tions of surgery.* London, 1784.

que le résultat aurait été plus concluant si l'on n'eût administré au malade un grain d'opium un quart d'heure avant l'opération, dans le but de prévenir les douleurs consécutives de la plaie.

Hunter[1] loue beaucoup la méthode de Moore, et Bell déclare la préférer à l'administration de l'opium avant l'opération, parce que, dit-il, l'opium prédispose au vomissement.

Mais, malgré le patronage de ces grands hommes, ce moyen ne put se faire adopter généralement dans la pratique, tel que le conseillait le chirurgien anglais.

Plus tard la compression fut modifiée dans son mode d'action. D'après Juvet, elle devait s'exercer sur tout le membre, qu'on étreignait circulairement. Enfin, d'après Théden, et dernièrement M. Liégard, elle devait s'exercer sur une plus grande surface.

Cette modification pouvait donner une certaine importance à la compression; mais, de l'avis du professeur Bouisson, nous ne saurions la trouver utile dans une opération importante, telle qu'une amputation.

Cependant, pour de petites opérations pratiquées superficiellement, on pourra imiter l'exemple de notre Maître, qui a l'habitude de presser et de froisser les bords de la division labiale avant l'opération du bec-de-lièvre, et évite ainsi au malade le moment douloureux de cette opération, l'avivement des bords.

---

[1] Cours complet de chirurgie, tom. VI, chap. XLV.

Disons enfin que, pour être efficace, la compression doit être exacte, graduée et limitée au nerf dont on se propose de suspendre l'action, ou à l'artère dans laquelle on veut arrêter la circulation.

La difficulté de remplir ces conditions réunies à ce que nous avons déjà dit de ce mode anesthésique, nous épargnera une conclusion que nous avons déjà laissé entrevoir et qu'il sera facile de déduire.

§ 2. DE LA NARCOTISATION LOCALE.

La narcotisation locale, nous dit le professeur Bouisson, est un fait physiologique démontré.

Sans que l'impression se transmette aux centres nerveux, ou au moins sans qu'elle y soit ressentie d'une manière appréciable, il peut y avoir une imbibition ou une pénétration des tissus par un médicament stupéfiant, et les radicules nerveuses subissent une torpeur locale qui rend plus ou moins insensibles les tissus dans lesquels elles plongent.

La dilatation, l'incision ou la cautérisation d'un rétrécissement uréthral très-douloureux peut se faire d'une manière très-supportable et même presque sans douleur, si avant on a soin d'appliquer de la pommade de morphine dans le canal.

On pourrait citer des faits nombreux de la pratique journalière de notre professeur de clinique chirurgicale, à l'ouvrage duquel nous empruntons ces détails.

Chacun sait aussi avec quelle rapidité le laudanum mis en contact avec nos tissus est absorbé, et ce fait doit tenir en garde les praticiens dans l'emploi qu'ils feront des cataplasmes ou des compresses laudanisées.

Les bains rendus sédatifs par la décoction plus ou moins concentrée des plantes narcotiques sont dans le même cas.

Les épithèmes opiacés, maintenus longtemps sur des points de la peau qui doivent être incisés, y éteignent aussi la sensibilité.

Le fait de l'absorption ne peut être nié, et l'insensibilité vient de ce fait même produit sur les radicules nerveuses, qui donnent la vie sensible à la partie qu'on veut opérer.

Pemière observation (tirée de l'ouvrage de M. le professeur Bouisson sur la *Méthode anesthésique*). *Opération d'arachement partiel de l'ongle du gros orteil.* — Sur un sujet qui avait un ulcère péri-onguéal du gros orteil, M. Bouisson a réussi à faire passer presque inaperçue la douleur que cause cette opération, en prescrivant l'application préalable d'un emplâtre d'opium.

On pourrait citer encore d'autres faits analogues; mais, en général, la narcotisation locale n'offre que des avantages bornés.

Nous lisons dans la *Gazette médicale de Lyon* un fait nouveau que nous n'avons fait qu'énoncer jusqu'ici, et qui semble trouver naturellement sa place

dans ce chapitre ; je veux parler de la chloro-acétisation [1].

Des aperçus théoriques avaient porté M. Fournier
à soumettre une partie de son corps à l'action de la
vapeur provenant d'un mélange d'acide acétique et de
chloroforme, dans l'espoir d'obtenir une anesthésie locale. Le succès fut complet et l'encouragea à entreprendre des expériences sur lui-même et sur des
animaux.

Le succès couronna ses efforts, et dans un compte-
rendu à l'Académie des sciences il s'exprime en ces
termes :

« Si, dans un appartement d'une température supérieure à 17°, on applique exactement sur une peau
saine, propre et non privée d'épiderme, l'orifice d'un
flacon en verre mince dans lequel on aurait mis une
quantité d'acide acétique pur, cristallisable, équivalent
au quart de la capacité, et autant de chloroforme,
et qu'on ait la précaution de maintenir le flacon à la
température de la main, on obtiendra au bout de cinq
minutes et au prix d'une légère souffrance, une insensibilité complète de cette partie et aussi de quelques-
unes des parties profondes.

» Les vapeurs mélangées d'acide acétique et de
chloroforme, appliquées avec une cornue en verre plus
ou moins grande, sans col et à l'aide de la toile de

[1] De la chloro-acétisation. (Compte-rendu à l'Académie des
sciences, 2 décembre 1861. — Gazette médicale de Lyon.)

diachylon délimitant les parties que l'on veut rendre
insensibles, pourront être employés comme anesthésiques dans toutes les opérations de la petite chirurgie qui intéressent principalement la peau, dans
beaucoup de celles de la grande, et en général dans
toutes celles où l'emploi de la méthode anesthésique
générale est contre-indiquée, ou quand le malade, dans
la crainte des dangers de l'inhalation, ne veut pas pro-
fiter de ses bienfaits. La chloro-acétisation, que je viens
soumettre à l'appréciation de l'Académie des sciences,
me paraît être jusqu'ici le moyen anesthésique le plus
sûr, le plus facile, le plus économique, le plus simple
et le plus général. »

Nous n'avions pas compris et nous ne comprenons
pas davantage, aujourd'hui que nous avons expérimenté,
la réaction qui peut s'établir entre ces deux corps
mélangés dans les proportions indiquées par M. Fournier. Mais peu nous importerait la théorie, si la
pratique donnait de bons résultats; malheureusement
il n'en est rien.

Après nous être placé dans toutes les conditions
exigées, nous avons expérimenté avec M. Pujo, pré-
parateur de chimie de cette Faculté, et après avoir en-
duré une assez forte douleur pendant plus de cinq
minutes, nous n'avons obtenu aucune insensibilité.
Bien plus, sur les parties soumises à l'expérience nous
avons constaté des traces de brûlure au premier degré,
dont la cuisson était par moment très-vive.

§ 3. Des mélanges réfrigérants.

Ce mode anesthésique a été proposé depuis plusieurs années.

M. Al. Sanson a réclamé, comme lui appartenant, l'idée de ce moyen, que pourraient revendiquer bien des gens.

Hunter avait remarqué bien avant lui que, lorsqu'on pratiquait des incisions sur l'oreille d'un lapin, après avoir soumis cet organe à l'action prolongée du froid, l'hémorrhagie n'avait pas lieu ou ne se produisait que tardivement, et que l'animal ne manifestait point de sensibilité.

D'ailleurs, il paraît certain que les anciens, comme nous l'avons déjà fait remarquer, connaissaient la valeur du froid comme moyen de combattre la souffrance, et il est permis de s'étonner que la médecine se soit privée si longtemps de cet agent.

Les faits les plus simples sont ceux qui échappent le plus facilement à l'observation, celui-ci est de ce nombre.

Qui n'a pas observé l'insensibilité plus ou moins complète des parties exposées au froid !

Et les chirurgiens militaires ne se sont-ils pas aperçus que, par les grands froids, les blessés ressentaient moins la douleur des opérations qu'ils pratiquaient sur eux?

Larrey l'avait bien observé chez les nombreux blessés qu'il fut obligé d'amputer après la bataille d'Eylau,
par un froid de — 19°.

Mais, de l'observation d'un fait à son application, il
y a loin encore, et Larrey ne tira point parti de son
observation.

Ce ne fut qu'en 1854 que James Arnott (de Brigh-
ton) érigea ce mode anesthésique en méthode régulière.

Le mélange réfrigérant dont il se servait était ainsi
composé : une partie de sel marin pour deux parties
de glace.

2 glace

1 sel marin.

Nous verrons plus bas comment M. Coste (de Marseille) a modifié son emploi.

M. Velpeau fut le premier à rendre compte à l'A-
cadémie de médecine des expérimentations d'Arnott,
et, le premier, il en fit l'application dans l'ongle incarné
et s'en fit le défenseur.

Montpellier publia aussi plusieurs observations relatives à l'emploi de la glace dans une foule de petites
opérations, et nous avons été témoin nous-même, bien
des fois, des résultats heureux que M. le professeur
Bouisson obtenait de ce moyen anesthésique local.

M. Parmentier, en 1858, publie des expériences
comparatives faites par M. Demarquay, et conclut à la
supériorité de la glace sur l'éther.

M. Coste, chirurgien en chef de l'Hôtel-Dieu de Marseille, ne reconnaît que le mélange d'Arnott comme agent anesthésique local pouvant être employé.

Pour empêcher le tassement de la glace, il a l'habitude de la poser par petites portions à la fois, et il le fait plutôt dans un sac de toile que dans un appareil quelconque.

Il place ensuite le mélange dans un sachet de gaze ou de mousseline, qui permettent mieux qu'une vessie de porc une application immédiate de la glace.

Nous louons beaucoup cette manière de procéder, qui, en outre de son application plus facile sur les parties malades, permet aussi à l'eau de fusion du mélange de s'écouler librement, sans en diminuer le pouvoir réfrigérant.

Un grand nombre d'observations ont été publiées, et toutes les opérations de la petite chirurgie, l'amputation partielle d'un doigt, d'un orteil, etc., ont été couronnées du plus grand succès.

Pour le chirurgien de Marseille, il n'y a pas un inconvénient dans ce mode anesthésique.

« J'ai quelquefois entendu redouter la gangrène, dit-il, pour la peau soumise à l'action du froid. Cette crainte est positivement mal fondée, et ne doit pas un moment arrêter le chirurgien.

» Je n'ai jamais vu la gangrène se produire dans les nombreuses applications que j'en ai faites; au reste, la moindre réflexion doit faire concevoir l'impossibilité de

ce résultat : la glace peut bien en quelques minutes
engourdir la peau qu'elle couvre au point de la rendre
insensible, mais elle ne peut, dans un si court espace
de temps, y tarir les sources de la vie.

» Une trop grande réaction peut-elle se produire?

» Nullement encore. Le sang revient sans déterminer
la moindre congestion dans les capillaires, d'où il avait
été chassé, et l'organisation reprend son empire. »

On voit combien M. Coste est partisan de cette
méthode ; mais d'autres chirurgiens ont écrit aussi, et
nous ne saurions taire leur avis à ce sujet [1].

Nous lisons dans le *Bulletin de thérapeutique* le
passage suivant du Dr Paul Tilloux, relativement aux
mélanges réfrigérants :

« La réaction qui suit l'emploi du mélange est souvent accompagnée d'une douleur extrêmement vive, et
même quelques points sphacélés peuvent apppapraître,
ainsi que l'a fait observer M. le Dr Labbé.

» La réfrigération, a-t-on répondu, a été alors poussée
trop loin ; mais il est assez difficile de surveiller exactement les réfrigérants, puisque la partie doit être
enveloppée complètement de glace. »

M. Demarquay, qui s'est occupé d'anesthésie locale
et qui a expérimenté tous les agents en vogue, conclut
aussi à peu près de la même manière, et un parallèle
entre les mélanges réfrigérants et l'éther suffira pour
nous convaincre de la supériorité de ce dernier.

[1] Bulletin général de thérapeutique, tom. LXXI, 15 mai 1866,

La glace agit lentement, elle est douleureuse.	L'éther très-rapidement, il l'est moins.
Il faut une disposition spéciale des parties.	On peut opérer partout.
On ne peut mesurer la réfrigération.	La modération est facile.
Souvent des réactions à gangrène.	Réaction faible.
L'anesthésie n'a pas toujours lieu.	L'éther ne trompe jamais.

Nous pourrions encore citer bien des noms connus, entre autres ceux de Follin, MM. Richet, Velpeau, etc.; mais nous croyons pouvoir nous en dispenser, tant la chose nous paraît évidente.

Toutefois, l'anéantissement de la sensibilité par les mélanges réfrigérants peut encore rendre de grands services aux chirurgiens.

Dans tous les cas où l'éther pourrait être contre-indiqué, alors que l'opération à faire sera de courte durée, et quand on n'aura qu'à intéresser les parties superficielles, on ne devra jamais rebuter ce moyen, qui procurera toujours au malade ce bienfait inappréciable, la suppression de la douleur.

Il nous resterait à étudier la manière dont agit le mélange réfrigérant ; nous croyons, pour ne pas nous redire, pouvoir renvoyer cette étude dans la deuxième partie de ce travail, en analysant le mode d'action de l'éther, qui, comme nous le démontrerons, n'agit que par réfrigération.

Pour être complet sur ce qui a été dit de l'action du froid comme anesthésique, il nous reste à parler de quelques agents dont l'action est la même que celle de l'éther sulfurique et des mélanges réfrigérants.

Nous trouvons en première ligne le chloroforme, dont les chirurgiens de Londres et de France firent d'abord usage, soit en l'appliquant au moyen de compresses, soit en le pulvérisant à l'aide des appareils connus.

Les résultats obtenus furent peu satisfaisants, et on a dû le rejeter bien vite, à cause du sentiment de cuisson et de brûlure qu'il faisait éprouver.

Les malades achetaient un certain soulagement au prix de souffrances très-vives, et quelquefois même par une brûlure au premier et au deuxième degré.

L'amylène, le sulfure de carbone et les différents éthers furent soumis à l'expérience, mais l'éther sulfurique les fit bientôt oublier.

D'ailleurs, les résultats n'avaient pas été encourageants, et puis, parmi ces substances, les unes sont d'un prix très-élevé, les autres d'une odeur insupportable, et quelques-uns des éthers même ne peuvent être conservés facilement.

Enfin, dernièrement le Dr Bigelow découvrait parmi les produits du pétrole une substance nouvelle qu'il appela rhigolène (de ριγος, froid extrême)[1].

---

[1] *Boston Med. and surg. Journal*, 1866.

Des divers produits de la distillation du pétrole (kérosine, kérosoline, etc., etc.), le rhigolène paraîtrait le meilleur à employer.

Ce corps bout à 38° et peut être considéré comme le plus volatil des hydrocarbures ; il est d'un prix moins élevé que l'éther et n'a point l'odeur forte de ce dernier.

Le docteur américain l'emploie sans avoir recours aux appareils ordinaires. Il se sert simplement d'un flacon, à travers le bouchon duquel passe un tube de métal ; à ce tube est adapté, à angle droit et à quelque distance du col, le tube à air, sans que l'air soit admis dans le flacon. Le rhigolène s'évapore par la seule chaleur de la main tenant le flacon.

Nous ne sachions pas que des expériences aient été faites en France, et les journaux de médecine n'en ont pas publié ; mais il est à désirer qu'on expérimente ce corps, qui nous paraît avoir certains avantages.

§ 4. DE L'ACIDE CARBONIQUE.

L'acide carbonique fut employé par le hollandais Ingenhousz comme anesthésique local. Il écrivait à l'anglais Beddoës : «Appliquez sur votre doigt un vésicatoire, pour mettre à nu la peau sensible ; le contact de l'air vous fera éprouver de la douleur, et si vous l'exposez dans l'air vital (oxygène), la douleur augmentera ; mais si vous l'exposez dans l'air fixe, la douleur diminuera ou même cessera.»

Beddoës institua dès-lors des expériences et constata sur lui-même que l'air déterminait une vive douleur sur son doigt dépouillé d'épiderme, que cette douleur cessait par l'immersion du doigt dans l'acide carbonique, et reparaissait plus intense dans l'oxygène (1795).

Percival, vingt ans avant, avait déjà remarqué l'effet anesthésique de l'acide carbonique, en traitant des ulcères sordides et des cancers d'après les conseils de Priestley.

Ces expériences connues, un grand nombre de chirurgiens cherchèrent à les utiliser. Bath, John Elwart publièrent deux observations de deux cas de tumeurs ulcérées du sein, traitées et guéries par l'acide carbonique.

D'aussi beaux résultats devaient encourager ; cependant jusqu'en 1832 nous n'en retrouvons aucune application.

A cette époque, Majou, professeur à Gênes, le préconisa pour régulariser le cours des règles et faire cesser les douleurs qui les précèdent ou les suivent.

Enfin, dans ces dernières années, Simpson (d'Édimbourg) employa de nouveau l'acide carbonique dans les maladies de l'utérus et de ses annexes, comme l'avait conseillé Hardy pour le chloroforme.

Les résultats furent des plus heureux, et il existe des cas dans lesquels on a obtenu une véritable guérison.

En France, Follin, Maisonneuve et Broca publièrent aussi de belles observations couronnées de succès.

Cette médication semble avoir donné de bons résultats dans le traitement des ulcères, et surtout dans celui des organes génitaux de la femme.

Il semblerait même que le résultat n'est complet que lorsque la muqueuse est ulcérée, car si la douleur est le seul symptôme de la lésion, on n'obtient aucune action sédative.

On ne saurait reprocher à ce gaz aucun accident, il activerait au contraire la cicatrisation des plaies.

Cependant, jusqu'à ce jour, les observations semblent ne pas encourager les chirurgiens à répéter leurs tentatives faites sur des tissus sains.

Et si nous en croyions les faits relatés par M. Salva dans sa thèse *Sur l'acide carbonique*, nous comprendrions un pareil découragement [1].

Toutefois l'action thérapeutique de ce gaz est incontestable, et on peut avancer, avec M. Herpin [2], qu'il peut être employé sur les muqueuses des voies aériennes comme sur celles des intestins.

On comprendra même facilement qu'il ne soit la cause d'aucun accident, si on réfléchit que les surfaces de la membrane muqueuse du larynx sont peu con-

---

[1] Salva; De l'anesthésie locale par l'acide carbonique. (Thèse pour le doctorat.)

[2] Herpin; Thérapeutique de l'acide carbonique, 1864.

sidérables, et qu'il pénètre avec l'acide carbonique une grande quantité d'air.

Mais il n'en est plus de même dans les cas d'injection prolongée dans le vagin ; souvent, en effet, il y a lieu de craindre des phénomènes d'intoxication, et on s'en rend compte bien vite quand on examine la largeur des surfaces et la rapidité d'absorption.

Tous les médecins qui se sont occupés de l'effet thérapeutique de ce gaz sont d'avis qu'il accélère la circulation, qu'il produit une surexcitation suivie d'une sédation du système nerveux, ce qui explique son action sur les affections chroniques du larynx, à moins toutefois d'une contre-indication, telle qu'une poussée tuberculeuse chez un phthisique.

Il serait superflu d'insister plus longtemps sur ces effets, que tout le monde connaît, et dont la thérapeutique a su tirer parti ; mais nous ne saurions quitter ce sujet sans parler d'un nouveau moyen d'utiliser les propriétés de l'acide carbonique, proposé par M. Le Play.

Comme nous aurons l'occasion de le dire bientôt, l'éther produit sur les muqueuses une douleur plus vive, bien souvent, que l'opération elle-même, et l'anesthésie locale ne sert dans ce cas ni le chirurgien ni le malade.

M. Le Play [1] avait pensé que l'acide carbonique

---

[1] Albert Le Play; Présentation d'un nouveau pulvérisateur par l'acide carbonique, 1866.

pourrait peut-être, étant associé à l'éther, agrandir le champ de l'anesthésie locale sur toutes les parties du corps.

L'appareil qu'il a construit dans ce but est assez compliqué, mais on peut en deux mots en faire connaître le mécanisme.

L'air qui pulvérise l'éther dans les appareils ordinaires, est ici remplacé par l'acide carbonique qui se produit dans une partie de l'appareil, et qui se mélange à l'éther en le pulvérisant.

En théorie, le but semblait être atteint, et on semblait pouvoir compter sur un plein succès; mais, de l'avis même de M. Le Play, la pratique n'a pas donné les résultats attendus.

Nous ne décrirons pas l'appareil dans le chapitre qui est consacré à ce sujet, à cause des complications nombreuses qu'il présente, et qu'on ne saurait démêler par une simple description, sans avoir une planche explicative de toutes les pièces qui le composent.

Ceux qui seraient curieux de le connaître, pourront consulter la thèse même de l'auteur, sur *l'anesthésie locale par l'acide carbonique.*

SECONDE PARTIE

DE L'ÉTHÉRISATION LOCALE

CHAPITRE PREMIER

De l'Éther.

Les chimistes donnèrent d'abord le nom d'éther au produit de l'action de l'acide sulfurique sur l'alcool, produit dont l'extrême volatilité l'avait fait comparer par Frobenius, en 1730, à ce fluide rare dont on suppose l'espace rempli au-delà de notre atmosphère, et qu'on appelle éther.

Toutefois l'éther sulfurique était connu sous un autre nom à une époque bien antérieure.

Sa découverte, préparée deux siècles avant, par celle de l'alcool et de l'acide sulfurique, que l'on doit à Arnaud (de Villeneuve), l'une des gloires de

Montpellier, remonte à 1540 et appartient à Valérius Cordus [1].

Depuis cette époque, les essais chimiques qui se rattachent à ce corps n'ont pas cessé de se multiplier, et, de nos jours, il a fixé l'attention des chimistes les plus éminents, depuis Vauquelin et Fourcroy jusqu'à MM. Dumas, Régnault, Béchamp, etc.

Comme tout le monde le sait, l'histoire de l'éther se lie à l'une des plus brillantes applications qui aient été faites dans l'art médical; nous l'avons déjà nommée : c'est l'anesthésie générale.

Mais il servit bientôt aussi à de nombreuses expériences faites dans un but local, et réellement, on peut le dire, l'anesthésie locale ne date que de la découverte de cet agent.

Les travaux de MM. Serres, Flourens et Longet avaient démontré que les exhalations d'éther produisaient une véritable anesthésie des bords de la langue et de la muqueuse pharyngienne.

M. le proféseur Bouisson, dans son excellent ouvrage sur l'*Anesthésie générale*, assure que ces résultats sont dus à l'influence locale des vapeurs anesthésiques, qui stupéfient graduellement les extrémités nerveuses, de manière que les muqueuses qui tapissent les cavités buccale, pharyngienne et du larynx se

---

[1] Traité pratique et théorique de la méthode anesthésique, par le professeur Bouisson, chap. V, pag. 64.

trouveraient primitivement insensibilisées, ainsi que les muscles de la langue, du pharynx et de la glotte ; de sorte que l'action de ces organes, que l'activité de la langue, que les efforts de la déglutition et le spasme de la glotte, disparaissent longtemps avant que l'on puisse attribuer ces effets aux progrès de la stupéfaction des centres nerveux se propageant à la périphérie.

M. Simpson, qui se servait d'abord du chloroforme, et ne put en obtenir que de faibles résultats, employa bientôt l'éther.

Nunneley arriva aussi à pratiquer sans douleur, sur des animaux, des opérations d'une certaine importance, comme amputation d'un membre, incisions très-larges et profondes, etc., etc.

Chez l'homme, il ne put cependant déterminer qu'un faible engourdissement.

Jules Roux (de Toulon), en 1848, démontra l'action sédative de l'éther et son action anesthésique locale.

Cet habile chirurgien pansait les moignons des amputés avec des compresses de charpie imbibées d'éther, pour calmer les douleurs des plaies.

M. Aran, dont le nom est si connu, surtout en matière d'anesthésie, étudia de son côté les phénomènes de l'éther au point de vue de ses applications à la thérapeutique.

On connaissait déjà l'instrument de Hardy, accou-

cheur de Dublin. Ce chirurgien se servait de chloroforme pour calmer les douleurs utérines. M. Guérard
perfectionna l'appareil de manière à s'en servir pour
les opérations.

Les expériences donnèrent les résultats les plus satisfaisants, et dès-lors l'éther était définitivement re-
connu comme anesthésique local.

MM. Nélaton, Richet, Paul Dubois, Demarquay,
renouvelèrent les essais et en obtinrent aussi le plus
grand succès.

Dès ce jour, l'anesthésie locale grandit sous les yeux
des chirurgiens français, jaloux à juste titre des faveurs
que celle-ci leur donnait.

Tel était l'état de l'éthérisation locale, lorsque M. Richardson (de Londres) fit connaître, en février 1865,
un appareil pulvérisateur de l'éther d'un emploi plus
commode et plus puissant que les nôtres.

Les Anglais perfectionnaient ce que la France avait
découvert. M. Labbé, chirurgien de la Salpétrière,
importa en France cet appareil, dont se sont servis
jusqu'à ce jour les chirurgiens de Paris et de Montpellier.

Nous verrons plus loin comment, à son tour, cet
appareil fut modifié par M. Sales-Girons, et nous décrirons enfin l'appareil de M. Demarquay, construit
par M. Galante, et celui que nous avons l'honneur de
mettre sous vos yeux.

Nous n'avons pu expérimenter chacun de ces appa-

reils, aussi on nous permettra d'emprunter à l'excel-
lente thèse de M. le docteur Le Play quelques détails
sur ce sujet.

J'ai, dit-il[1], pu obtenir, en me servant de l'appareil
de M. Mathieu, par une température extérieure de 22° :
avec l'éther à 56°, de — 12 à — 13° ; avec l'éther à
62°, de — 15 à — 16° et même un instant — 17°.

L'appareil de M. Demarquay pulvérise une quantité
d'éther beaucoup plus considérable, 30 à 50 gram.
en une minute ; et voici quel abaissement de température donne cet instrument : l'air extérieur étant
toujours à 22°, on obtient avec l'éther à 56° un froid
de —14°, et avec l'éther à 62° environ — 17° Il y a
donc une différence de réfrigération de 1 à 2° entre ces
deux appareils, dont l'avantage resterait à celui de
M. Demarquay.

Notre appareil donne un abaissement de température
plus considérable que celui de M. Demarquay.

L'air extérieur étant à 22°, nous avons obtenu avec
de l'éther à 56°, — 16° — 17°, et avec de l'éther de
Régnault — 22°.

Nous verrons, dans le chapitre consacré aux appareils, que ce fait constitue un avantage immense sur les
précédents.

Pour le moment, nous allons examiner le nouveau
mode d'application de l'éther aux différentes opérations
qui ont été tentées jusqu'ici.

[1] Le Play ; Thèse de doctorat, pag. 34.

C'est sous les yeux de M. Estor, notre maître, que nous opérâmes en premier lieu.

Toujours plein de bonté pour nous, le chirurgien de l'Hôpital-Général voulut bien nous aider dans nos recherches.

Voici trois observations recueillies dans son service, et qui nous encouragèrent tout d'abord à poursuivre notre étude sur l'anesthésie.

Obs. II. La nommée X...., âgée de 31 ans, d'un tempérament lymphatique et d'une constitution on ne peut plus affaiblie, portait à l'anus des condylomes assez volumineux.

On emploie l'écraseur linéaire aidé de l'anesthésie locale.

L'insensibilité est obtenue après une minute, les condylomes deviennent d'un blanc parcheminé. Aucune douleur n'est perçue. Avant chaque mouvement qui fait avancer la crémaillère d'un cran, on dirige un nouveau jet d'éther, et ainsi de suite jusqu'à la fin de l'opération. La plaie a mis longtemps à se guérir, résultat que nous devons ici attribuer surtout, de l'avis de M. Estor lui-même, au tempérament du sujet.

Obs. III. La nommée X...., âgée de 27 ans, d'un tempérament lymphatico-nerveux, jouissant d'une bonne santé, porte à l'anus des condylomes d'un assez gros volume.

Le même mode d'opération est employé, aidé encore

de l'anesthésie locale, qui est continuée pendant toute l'opération. Insensibilité complète, aucune douleur n'arrache un cri à la patiente. La plaie marche régulièrement.

Une remarque à faire dans ces deux observations, c'est que la muqueuse anale n'a pas été sensible comme les autres muqueuses, et que l'éther n'a déterminé aucune brûlure ni même une certaine cuisson.

Obs. iv. La nommée X...., âgée de 59 ans, est à l'Hôpital-Général depuis quinze jours, pour une ascite qui a nécessité une première ponction.

La malade a, dit-elle, beaucoup souffert, et ne veut plus se décider à une nouvelle piqûre. On lui parle d'un autre mode de traitement par le froid; un jet d'éther est dirigé sur le point que l'on veut ponctionner, et la malade, rassurée, parle de la douleur de la première opération. L'anesthésie est produite en moins d'une minute, la ponction est faite, et la malade ne s'en aperçoit que lorsqu'elle entend couler le liquide dans le bassin qui le recevait.

Dans les numéros de l'*Union médicale* du 16 et du 21 juin 1866, nous trouvons une série d'observations recueillies dans le service de M. Demarquay, par MM. Betbèze et Bourdillat.

Obs. v. *Fistule à l'anus.* — M. X..., âgé de 38 ans, entre avec une fistule dont le début remonte à un an.

A l'examen, on trouve un trajet fistuleux remontant

assez haut dans le rectum, où il vient s'ouvrir avec des décollements étendus sur la fesse gauche.

Opéré le 3 mai, le malade accuse, sous l'influence de l'éther, une sensation de brûlure très-vive au commencement, mais qui devient bientôt supportable ; les incisions, au nombre de trois, sont à peine senties, car ce n'est qu'au moment où le bistouri entama la muqueuse rectale, moins anesthésiée, qu'il se plaignit un peu.

La température était de —15°, et l'anesthésie avait lieu après trois minutes. Il n'y a pas eu d'hémorrhagie consécutive, mais la marche de la cicatrisation a été lente, et on a dû la hâter par des cautérisations au nitrate d'argent.

OBS. VI. *Squirrhe du sein.* — Chez une femme de 64 ans, anesthésiée après quatre minutes, la température était de —12°. Deux incisions en croissant, de 7 centimètres, vaguement perçues ; parties profondes douloureuses. Marche lente, rougeur érysipélateuse vers le septième jour ; pâleur des bourgeons charnus ; dans les derniers temps, petit abcès au voisinage de la plaie.

OBS. VII. *Fistule à l'anus.* — M. X..., âgé de 52 ans. Insensibilité après deux minutes et par —15° ; sensation de froid excessif. Le bistouri n'est senti qu'à la partie la plus élevée de la muqueuse rectale. Marche longue de la plaie, qui, un mois plus tard, n'est pas

cicatrisée, malgré des cautérisations répétées au nitrate d'argent.

Obs. viii. *Ostéite du fémur; abcès circonscrits.* —
M. X..., âgé de 15 ans, présente sur la partie moyenne
de la face externe de la cuisse un abcès assez vaste,
dont l'ouverture est pratiquée, le 10 mai, dans une
étendue de 3 centimètres environ.

L'incision n'est pas sentie, mais plus profondément
il s'est manifesté de la douleur, bien diminuée cependant par l'éthérisation, qui continua jusqu'à la fin et
qui a produit une température de — 12°.

Deux heures après, hémorrhagie consécutive facilement arrêtée par des tampons de charpie.

Le 29 mai, nouvelle incision de 4 centimètres, sensation douloureuse qui se calme; le jet d'éther dirigé
dans la plaie a produit un froid de — 14°, qui a été
plutôt agréable.

Obs. ix. *Phimosis.* — M. X..., 27 ans. Chancres
amenant un phimosis; anesthésie après trois minutes,
par — 15°. Pulvérisation continue pendant l'opération;
l'éther détermine une sensation, d'abord de froid
intense, puis de brûlure; surexcitation générale, douleurs très-vives; douleur modérée pendant l'opération.

Obs. x. *Anthrax.* — M. X..., 61 ans. Anesthésie
en trois minutes, — 15°; incision cruciale sans douleur, excepté à la partie supérieure de la seconde
incision, que l'éther n'avait pas atteinte.

Obs. xi. *Abcès du périnée.* — M. X..., 74 ans. Anesthésie deux minutes et demie, — 16°; le malade n'est pas incommodé par le froid et ne perçoit pas de douleur. Les jours suivants, de simples compressions pour faire évacuer le pus sont vivement ressenties.

Obs. xii. *Phimosis.* — M. X..., 27 ans. Chancres amenant un phimosis; anesthésie après trois minutes, par —15°; pulvérisation continue pendant l'opération; l'éther détermine une sensation, d'abord de froid intense, puis de brûlure; surexcitation générale, douleurs très-vives; douleur modérée pendant l'incision.

Obs. xiii. *Incision du frein du prépuce.* — M. X..., 23 ans. L'éther détermine une sensation de brûlure et une grande agitation. Incision insensible.

Obs. xiv. *Fissure à l'anus.* — Mme X..., 25 ans. L'écartement ne fut pas exempt de douleur, et l'éther produisit à la vulve, en s'écoulant après liquéfaction, un sentiment de brûlure qui dura plusieurs heures; l'insensibilité était arrivée après deux minutes, — 14°; marche lente de la plaie.

Obs. xv. *Ectropion de la paupière inférieure.* — L'excision fut opérée sans que le malade se soit douté de l'emploi d'un instrument, si bien qu'il n'apprit que le lendemain la nature de l'opération; mais l'action de l'éther dans l'œil fut plus douloureuse que ne l'aurait été l'incision elle-même.

OBS. XVI. *Phlegmon de la cuisse.* — M. X...,
39 ans. L'éther produit une sensation de bien-être ;
l'incision, large et profonde, ne fut même pas perçue ;
anesthésie complète après 2 minutes et demie,—15°.

OBS. XVII. *Extraction d'une balle.* — M. X...,
29 ans, présente à la région temporale droite une plaie
par arme à feu, au fond de laquelle se trouve encore
la balle. Celle-ci, dirigée obliquement d'arrière en
avant, a pénétré à 8 centimètres de l'apophyse orbitaire
externe, où elle est venue se loger ; ouverture d'entrée
1 centimètre de diamètre ; engorgement avec ecchy-
mose. On pratique l'anesthésie locale ; durée deux
minutes et demie, par une température de — 10°.

Le malade n'accuse aucune douleur durant l'opération, qui est assez longue et qui exige des manœuvres
assez violentes, mais nécessaires pour détacher la balle
de l'os.

OBS. XVIII. *Abcès par congestion.* — Mlle X....,
19 ans. Région lombaire droite ; anesthésie en une
demi-minute, température— 10° ; deux ponctions n'ont
pas été senties.

OBS. XIX. *Hypertrophie partielle de la mamelle.*—
Mlle X..., 22 ans ; anesthésie en quatre minutes, température — 10° ; sensation de brûlure ; ablation de la
tumeur sans aucune douleur. Guérison complète en
quinze jours.

OBS. XX. *Kyste sébacé du front.*—M. X..., 30 ans,

portait au front un kyste sébacé de la grosseur d'un pois. M. Demarquay en fit l'ablation le 16 mai, sans causer de douleur au malade ; l'anesthésie eut lieu après deux minutes, à la température de — 14°. La plaie s'est réunie par première intention.

OBS. XXI. *Cancroïde du rectum.*— M. X..., 55 ans, entré le 9 mai pour un cancer épithélial bien limité par le doigt à sa partie supérieure et laissant intacts les organes voisins.

Anesthésie en trois minutes et demi, par — 16°. Incision circulaire de la peau non perçue ; légère douleur à l'incision du muscle sphincter. La dissection du rectum au milieu de la vapeur d'éther cause une douleur plus grande. Le mélange du sang et du liquide anesthésique, en empêchant de bien reconnaître les parties, de saisir les artères, retarde l'opération.

En faisant cesser de temps en temps la pulvérisation, M. Demarquay peut continuer cependant jusqu'au moment où, voulant détacher la partie de l'intestin malade, il place des ligatures préalables sur les vaisseaux hémorrhoïdaux, pour les couper ensuite. A ce temps, on fait respirer au malade une faible dose de chloroforme, et on achève d'enlever la tumeur. Pas d'hémorrhagie consécutive ; la plaie présente un bon aspect.

OBS. XXII.—M. X..., 47 ans, entre dans le service avec un panari de l'index droit. Anesthésie en deux minutes et demie, — 15° ; l'éther donne des picotements et de l'engourdissement, mais le bistouri n'est pas senti.

Obs. XXIII. *Kyste mélicérique de la joue.* — Mlle X...,
16 ans. Kyste volumineux à la joue droite ; ouverture pratiquée par la bouche le 14 mai. L'application de l'anesthésie locale présenta quelques difficultés : les vapeurs d'éther suffoquaient la malade et causaient sur la muqueuse une vive sensation de brûlure. L'incision de la tumeur causa peu de souffrance.

Obs. XXIV. *Kyste de la région hyoïdienne.* —
M. X..., 22 ans. Impressionné par la vapeur d'éther, le malade n'a pu sentir l'incision, ni connaître le moment où on l'a pratiquée.

Obs. XXV. *Cloison vaginale circulaire.* — Mme X...,
22 ans, présente l'anomalie suivante : derrière les caroncules myrtiformes, débris de l'hymen, existe une cloison percée au centre, mais très-résistante ; l'éther détermine une vive brûlure et des phénomènes nerveux qui empêchent de porter l'anesthésie au degré convenable ; deux incisions à peine perçues par la malade.

Nous nous empressons d'emprunter à la thèse de M. Le Play, que nous avons déjà consultée, une observation toute récente et digne du plus grand intérêt.

Obs. XXVI. *Abcès-périnéphrétique.* — M. X.., âgé de 27 ans, fut atteint au mois de mai dernier, à la suite d'un rhumatisme articulaire léger, d'une inflammation du tissu cellulo-graisseux qui entoure le rein gauche.

Au niveau de cet organe, la collection purulente forme en avant et en arrière une tumeur facilement appréciable à la palpation et à la percussion. Il existe en même temps des douleurs lancinantes vives, des frissons longs et répétés, et un état général grave qui commande une intervention chirurgicale prompte.

Dans les premiers jours du mois de juin, l'opération fut pratiquée avec un plein succès, au moyen de l'anesthésie locale, par M. Demarquay, en présence de MM. Oulmont et Lécorché. L'éthérisation fut continuée pendant trois minutes environ, au bout desquelles on incisa successivement la peau, le tissu cellulaire sous-cutané et l'aponévrose des muscles petit oblique et transverse.

Ce premier temps de l'opération, dans lequel on agit sur des tissus situés déjà à une grande profondeur, ne causa absolument aucune douleur au malade. A l'aide d'une sonde cannelée, M. Demarquay déchira ensuite le tissu cellulaire dense qui entoure le rein, et pénétra ainsi dans un vaste foyer purulent, qui donna issue à une énorme quantité d'un liquide nauséeux. Un soulagement instantané suivit l'opération ; il n'y eut aucune inflammation immédiate ni consécutive, et le malade est aujourd'hui en pleine voie de guérison (10 août).

On voit, par ces observations, que toujours la douleur a été supprimée ou fort émoussée.

Les résultats sont un peu variables, mais tous très-satisfaisants. L'anesthésie agit plus ou moins profondément, dans un temps plus ou moins long, mais toujours les parties superficielles sont préservées.

Nous n'avons cité jusqu'ici que des observations ne concernant que de petites opérations, la plupart fort courtes et n'atteignant que la peau ou les muqueuses, sans intéresser les parties profondes.

En Angleterre, on est allé plus loin, et on cite des observations d'ovariotomie faite à l'aide de l'anesthésie locale.

Le journal *The Lancet* du 16 avril contient aussi une observation d'opération césarienne faite avec succès à l'aide du pulvérisateur Richardson.

Nous ne ferons que résumer ici ce que le docteur Tollaux nous raconte sur ce fait, dans un bel article du *Bulletin de thérapeutique*.

Obs. XXVII. — Le Dr Greenhalgh ayant à faire une opération césarienne sur une femme qui refusait l'emploi du chloroforme, demanda à M. Richardson s'il était possible de se servir dans ce cas de l'anesthésie locale.

M. Richardson modifia son appareil pour cette circonstance, dans laquelle il fallait obtenir l'anesthésie sur une plus large surface. Il employa un flacon plus large, à deux tubulures, dans lesquelles s'engageait un appareil ordinaire.

L'opération fut faite le 29 mars. Le jet d'éther fut

dirigé suivant la ligne où devait être faite l'incision. Après cinquante-cinq secondes, l'insensibilité était complète. M. Greenhalgh fit son incision jusqu'à l'utérus, tandis que M. Richardson continuait l'éthérisation en suivant le trajet du bistouri. Pendant ce temps, la malade ne perçut aucune douleur. On ne dirigea qu'un seul jet d'éther sur l'utérus. M. Greenhalgh incisa l'utérus, introduisit la main, et éprouva quelques difficultés à le saisir, difficultés tenant aux contractions utérines. A ce moment, la malade montra quelques signes de malaise et demanda : « Que fait-il ? »

Bientôt après l'enfant était retiré, et ce ne fut qu'à la rupture des membranes que la malade tressaillit et s'écria comme toutes les accouchées : « Je vais mourir ! »

Mais l'assurance qu'elle était sauvée la calma bien vite.

On attendit vingt minutes, de crainte d'hémorrhagie, et on procéda à l'occlusion de la plaie antérieure, en dirigeant un jet d'éther sur l'endroit où devait être pratiqué chaque point de suture. La malade n'éprouva aucune douleur. Mais, après l'opération, on crut devoir appliquer un point de suture complémentaire sur une partie où il y avait un peu d'écartement. On ne se servit pas de l'éthérisation, et la malade cria qu'on lui traversait la peau avec une aiguille.

La plaie guérit par première intention.

Le 4 avril, M. Greenhalgh retira quatre sutures ; le 9, la malade n'éprouvait aucun accident.

A Varsovie, M. Girsztoft, professeur de clinique chirurgicale, aurait entrepris une amputation de cuisse à l'aide de l'anesthésie locale. Les journaux qui annoncent ce fait, ne donnent aucun détail sur cette opération. Quel a été le résultat ? Nous l'ignorons, mais il nous est permis de douter du succès.

Enfin, nous devons citer une observation de résection de l'épaule pratiquée par M. Dolbeau, et une amputation faite à Montpellier par M. le professeur Bouisson.

Ce sont, je crois, les deux opérations les plus importantes faites en France au moyen de l'anesthésie locale.

OBS. XXVIII. *Résection de l'épaule.* — M. X..., âgé de 36 ans, très-pusillanime, atteint depuis dix ans de scapulalgie avec fistules entretenues par la nécrose de la tête fémorale.

On fait agir deux appareils Richardson pendant sept minutes. Sensation de froid, mais peu de picotements désagréables.

Lors de la section circulaire de la peau au-dessous de l'acromion (procédé de Morel, méthodisé par M. Nélaton), le malade éprouve une sensation telle que le passage de la pointe d'un crayon sur son autre épaule. Il ne se douta pas de la première partie de l'opération, mais il n'en fut pas de même de la fin.

Pour luxer la tête de l'humérus, on fut obligé de pratiquer sur le bras des mouvements violents, et

alors le malade éprouva de vives douleurs dans les
parties profondes de l'épaule et dans les points éloignés
qui n'avaient pas subi l'influence de l'anesthésie locale.

Les douleurs que ressentit ensuite le malade furent
classées parmi celles qui suivent les grands trauma-
tismes.

Nous avons recueilli l'observation suivante dans le
service de M. Bouisson, qui s'empressa, avec sa bonté
naturelle, d'expérimenter notre appareil.

OBS. XXIX. *Amputation de jambe.* — Le nommé
Roubeau, né à Vinascle (Vaucluse), âgé de 38 ans,
entre à l'hôpital Saint-Éloi le 5 mai dernier. Il présente
un membre raccourci, atrophié, courbé en arrière ;
la peau est en certains points adhérente au cal vicieux
formé à la suite d'une fracture. Il vient à l'hôpital pour
solliciter l'amputation de la jambe, amputation que
notre maître reconnaît urgente.

On emploie la méthode circulaire, et l'amputation
est fixée à la réunion du tiers moyen au tiers supé-
rieur.

Comme moyen préventif de la douleur, on a recours
à l'anesthésie locale produite par l'éther pulvérisé par
notre appareil.

Il était tout naturel de multiplier le nombre des pul-
vérisateurs pour engourdir la jambe circulairement.

MM. Jaumes, Martin et Grynfeltt sont chargés de
l'anesthésie. L'insensibilité est obtenue en une minute

et demie. Le premier temps de l'opération n'est pas senti ; on continue l'anesthésie ; mais, bien que la sensibilité se trouve affaiblie, le malade pousse plusieurs cris quand on arrive aux parties profondes.

Les points de suture sont placés, toujours aidés par la pulvérisation de l'éther, et le malade s'entretient de l'opération avec les élèves qui l'entourent.

Tout marcha très-bien les premiers jours, et on put espérer un instant qu'il y aurait réunion immédiate ; mais la diarrhée s'empara du malade, et il survint de la lymphangite et une légère rougeur érysipélateuse.

Pendant vingt jours on espérait sauver le malade, que les accidents avaient quitté, mais il mourut le 22 juin, d'infection purulente.

L'autopsie révèle des abcès métastatiques du poumon ; il y a de l'épanchement purulent à droite, abcès du foie et des traces d'entérite ; du pus dans la veine fémorale et dans l'articulation coxo-fémorale.

Au point de vue de l'anesthésie, cette observation vaut bien celles qui traitent des grandes opérations, et le résultat qu'a obtenu M. Bouisson est aussi satisfaisant que possible.

La mort du malade ne diminue en rien l'intérêt que l'on doit avoir pour l'anesthésie locale, car elle se trouve indépendante des moyens que l'on emploie généralement.

L'anesthésie a servi encore dans des circonstances

où le bistouri ne devait point entrer en ligne de compte, et seulement dans un but thérapeutique.

Nous ne saurions donc terminer ce chapitre sans citer quelques cas où le malade et le chirurgien pourront trouver encore un auxiliaire puissant dans la pulvérisation de l'éther.

OBS. XXX. *Réduction par l'éthérisation locale d'une hernie étranglée* [1]. — Un homme de 35 ans, affecté depuis deux ans de hernie inguinale gauche, et n'ayant jamais porté de bandage, l'avait vue s'étrangler depuis trente-six heures, à la suite d'un violent effort.

La tumeur était douloureuse ; éructations presque continues avec vomissements. M. Wallace essaya le taxis ; M. Barclay, à son tour, renouvela les tentatives sans plus de succès, bien que l'opium et le calomel eussent été administrés.

Avant d'opérer, M. Barclay songea à l'anesthésie locale, et on dirigea un jet d'éther sur la tumeur.

Après quarante secondes, la peau était blanche ; on interrompit le jeu de l'appareil, et en pratiquant immédiatement le taxis on obtint la réduction comme par enchantement.

Il est encore un cas où l'anesthésie locale pourra être très-utile.

Un fait publié dans le numéro de septembre der-

---

[1] *British med. Journal*, et Gazette médic. de Lyon, n° 23 ; 1866.

nier (1866) du *Glascow medical journal*, au sujet
d'une hémorrhagie après un accouchement, sans nous
montrer la valeur hémostatique de l'éther, sur laquelle nous reviendrons, peut nous suggérer une autre
application.

Il nous apprend, en effet, que l'anesthésie locale
peut être appliquée sur l'hypogastre, pour provoquer
les contractions de l'utérus et arrêter ainsi des hémorrhagies souvent très-graves.

La glace pourrait ici remplir aussi efficacement le
même but, mais moins rapidement, et, de plus, il sera
toujours possible de se procurer de l'éther, alors qu'on
n'aura pas, bien souvent, de la glace sous la main.

Disons enfin que M. Horand a réussi pleinement
dans l'épilation, et que le résultat de l'opération n'a
été suivi d'aucune réaction inflammatoire ; que ce
même chirurgien pense pouvoir tirer un excellent parti
de ce mode anesthésique dans l'application du scarifi-
cateur, et que quelques expériences personnelles nous
forcent à partager son avis. En effet, la douleur n'est
pas sentie, et la légère réaction qui survient facilite
aussi l'écoulement du sang et abrége la durée de l'o-
pération.

CHAPITRE II

De l'anesthésie par l'Éther pulvérisé.

———

Il était intéressant d'étudier comment l'éther produisait l'anesthésie, quelle était la marche de cette dernière, et quels en étaient les résultats.

D'après les observations que nous avons mentionnées précédemment, on peut déjà se rendre compte de la valeur de la méthode en général.

Mais il nous reste à examiner d'abord en détail les effets produits et les conditions dans lesquelles doit se placer le chirurgien, afin de réussir entièrement.

L'éther qui doit être employé n'est pas indifférent; obtenu d'après les moyens ordinaires, il n'est jamais pur, et pour arriver à le posséder ainsi, on doit lui faire subir plusieurs distillations au bain-marie, après l'avoir agité avec de l'eau et du lait de chaux.

Le degré de pureté de l'éther l'a fait naturellement connaître sous plusieurs états. C'est ainsi que l'on a :

Éther ordinaire. 56° Baumé, renferme 30 % d'alcool.
Éther rectifié. . 62° Baumé.
Éther pur d'Adrian et Regnault   55°,5 et marque
66° Baumé.

Ce dernier est le plus pur, sa saveur est âcre et brûlante, il brûle avec une flamme blanche et lumineuse.

C'est ce dernier que l'on devra employer de préférence.

Il n'est pas indifférent non plus de laisser les malades sans prendre la précaution de leur bander les yeux avant l'opération.

De cette manière, ils subissent quelquefois l'opération sans en avoir conscience, et ne sont pas influencés par la vue du bistouri et même de l'appareil à anesthésie.

On obtiendra aussi des renseignements plus sûrs des impressions perçues pendant l'opération, et qui ne pourront être mises sur le compte de l'émotion.

C'est en nous entourant de ces conditions que nous avons examiné la marche de l'anesthésie locale.

La première impression perçue, quand on expose une partie du corps à l'action des vapeurs d'éther, est un froid intense qui produit bientôt une légère douleur; puis la peau pâlit et se décolore, elle se resserre et se durcit, et l'insensibilité arrive. Quelquefois le malade éprouve des picotements, un engourdissement pénible; enfin, dans quelques circonstances, la douleur est très-vive.

Mais ces sensations varient suivant les sujets et suivant les parties sur lesquelles on opère.

On voit, en effet, que chez quelques malades (observations xvi, viii, etc.), l'éther procure un soulagement, une sensation très-agréable. M. Richet a éprouvé ce bien-être dans une opération qu'il fit sur lui-même.

OBS. XXXI. Déjà, dit-il, j'avais ouvert un petit abcès que j'avais au doigt, lorsque, devant faire une nouvelle incision, j'eus l'idée d'avoir recours à l'anesthésie locale par l'éther; je fus très-heureux, et je dois dire que l'éther mis en contact avec la partie enflammée par la première incision me procura un grand soulagement.

M. Richet vit bientôt éprouver à d'autres ce qu'il avait ressenti.

OBS. XXXII. Une femme se présente chez lui, elle est porteur d'un panaris qui occupe la totalité du pouce de la main droite, et qui a déjà été ouvert. L'éthérisation locale est employée; l'éther est versé goutte à goutte, et la douleur cesse aussitôt; la malade éprouve au contraire une douce sensation de fraîcheur. On put faire l'opération, qui fut à peine perçue.

Généralement ces faits se montrent dans les cas de panaris ou de phlegmons. En effet, là, sous l'action du refroidissement, les vaisseaux se vident du sang qui les remplit, et la tension, par cela même la douleur, se trouvent diminuées.

En serait-il de même si on opérait sur des parties mutilées, et n'y aurait-il pas à craindre, dans ce cas, le tétanos, qui se produit si souvent, comme on le sait, à la suite de lésions traumatiques des doigts,

surtout lorsque les malades s'exposent au froid?
Nous citerons ici une observation recueillie à Lyon
par M. Horand.

OBS. XXXIII. — Il s'agit d'un jeune homme qui,
par suite d'un accident de chasse datant d'un mois
environ, était atteint d'une nécrose de la phalangette
de l'index droit, avec articulations fongueuses des
parties molles. L'os nécrosé formait une saillie incom-
mode et entretenait une supppuration peu abondante,
mais intarissable. Ce jeune homme s'adressa à M. Bon-
naric, médecin de l'Antiquaille, qui lui proposa une
petite opération.

On pratique l'anesthésie de l'extrémité du doigt
avec l'éther pulvérisé ; l'insensibilité est obtenue rapidement ; les parties molles sont incisées de chaque côté
de l'os nécrosé, et celui-ci sectionné avec la pince de
Liston, au-delà des limites de la nécrose. On rapproche
les parties molles avec des bandelettes de diachylon,
et huit jours après la cicatrisation est complète.

Le résultat heureux de cette seule observation ne
peut nous permettre de formuler une opinion précise,
mais nous sommes tout disposé à croire que le tétanos
est peu à redouter dans ces cas.

Il nous suffira de rappeler, afin d'être cru plus
facilement, ce que nous avons dit du procédé de
M. Jules Roux (de Toulon).

Le mode de pansement de cet illustre chirurgien
semble nous dicter une réponse ; car là, autant que

par accident, le traumatisme était des plus violents, et cependant les compresses imbibées d'éther préve-naient tous les accidents.

Si l'impression de l'éther sur la peau n'est jamais très-douloureuse, il n'en est pas de même sur quel-ques membranes muqueuses.

La souffrance que le malade ressent alors lui arra-che des cris et on observe une surexcitation générale (observations v, vii, ix, xiv, xv, xxv, etc., etc.).

C'est surtout un sentiment de brûlure très-vive que l'on ressent dans tous les cas où l'éther atteint une muqueuse, et même les bourses et la vulve.

Mais nous devons faire une exception pour l'anus, du moins dans les quelques cas que nous avons ob-servés.

Il semble, en effet, dans les observations ii et iii, que l'anus semble jouir de la même immunité que la peau ; d'autres observations pourront, dans la suite, fixer les chirurgiens sur ce fait, que nous ne faisons que signaler.

Il est inutile de dire que des effets plus douloureux encore que ceux produits sur les muqueuses, se pro-duisent quand l'éther pénètre dans l'œil ou que l'on tente l'anesthésie de cet organe en anesthésiant les paupières.

Quelques expériences sur ce sujet nous confirment dans notre manière de voir.

Obs. xxxiv. Nous avions remarqué que les lapins

n'étaient pas doués d'une grande sensibilité, en pratiquant sur les yeux de ces animaux quelques petites opérations. Cependant, lorsque nous avons voulu essayer l'anesthésie locale à l'aide de l'éther, nous avons excité chez eux de très-vives douleurs ; l'œil était injecté aussitôt, et les plaies ne guérissaient jamais.

Cette observation, quoique n'ayant pas la valeur qu'elle aurait si elle se rapportait à un homme, nous démontre clairement ce que nous avons supposé tout d'abord, et nous nous permettons aussitôt de nier les bruits répandus, qu'en Allemagne on opérait de la cataracte à l'aide de la pulvérisation de l'éther.

La différence du temps nécessaire pour obtenir l'anesthésie suivant les opérations, est aussi un fait évident, que les observations III, XXXVIII, XXXIX, nous font comprendre aisément.

Il est une observation encore que nous ne saurions oublier : le malade ne sent pas le tranchant du bistouri lui ouvrir les chairs, mais il perçoit cependant quelque chose qui le touche, ce qui nous paraît dû seulement à la pression que les parties superficielles exercent sur les parties profondes non anesthésiées.

Dans tous les cas, l'insensibilité disparaît très-promptement aussitôt qu'on cesse de diriger l'éther sur les parties ; bientôt celles-ci se réchauffent, le sang revient dans les vaisseaux qui l'en avaient chassé, et c'est cette cause qui avait surtout fait craindre une vive réaction et des hémorrhagies consécutives.

Plusieurs observations ont été publiées sur ce sujet, et on aurait souvent remarqué des hémorrhagies en nappe qu'il avait été difficile d'arrêter.

Nous citons ces cas tels que les journaux les ont publiés; mais, pour nous, ils ne sont point suffisants.

Nos observations montrent, en effet, que le plus souvent les plaies semblent privées de tonicité et nécessitent des cautérisations au nitrate d'argent; quant aux hémorrhagies, nous n'en avons jamais vu se produire.

Cependant nous ne reconnaîtrons pas à l'éther une action hémostatique, bien qu'on ait pu par ce moyen arrêter une hémorrhagie puerpérale.

La paralysie des nerfs vaso-moteurs produite par l'action du froid ne peut que laisser les vaisseaux béants, et il y aurait hémorrhagie au contraire; mais seulement cette paralysie, pour nous, ne dure pas assez pour qu'il y ait danger.

Telle est la marche de l'anesthésie locale, déduite de nos observations personnelles et de celles des chirurgiens qui se sont occupés de cette partie.

CHAPITRE III

Du mode d'action de l'éther.

———

Quel est maintenant le mode d'action de l'éther?

Cette question, vivement discutée à une autre époque, a donné lieu à une polémique intéressante, à la Société de chirurgie, lors de la présentation du mémoire de M. Richet en 1854.

S'appuyant sur les idées qui avaient cours dans la science, sur ce que disaient MM. Serres, Flourens et Longet, sur les expériences de Nunneley, M. Richet prétendait que l'éther produisait l'anesthésie par absorption.

Les expériences de M. Longet le portèrent à dire, dans un mémoire qu'il présenta à l'Académie de médecine en février 1847, que tout nerf mixte découvert dans une partie de son étendue, et soumis ainsi à l'action d'un jet d'éther, devenait insensible dans le point éthérisé et dans tous ceux qui sont au-dessous; néanmoins il demeurait excitable et pouvait continuer d'éveiller la contraction des muscles auxquels il se distribue ; quelquefois même il pouvait encore conserver sa faculté motrice volontaire pendant une demi-minute.

L'opinion de M. Nunneley était basée sur des expériences entreprises sur des animaux [1].

Pour lui, l'action anesthésique de l'éther s'exercerait d'abord localement et sur les expansions périphériques des nerfs, pour se propager ensuite, par l'intermédiaire des cordons, jusqu'aux centres nerveux.

Il dit avoir pu paralyser à volonté, en totalité ou en partie, la jambe d'une grenouille, et, en prolongeant l'application, avoir propagé à tout l'organisme l'action primitivement locale ; enfin, sur des chats et des lapins, l'anéantissement de la sensibilité aurait été tel, qu'il aurait pu faire l'amputation d'un membre sans presque de douleur.

Il faut avouer, dit M. Aran, que le professeur de Leeds est allé loin, et nous-même, après avoir répété les expériences de ce savant, ne pourrions avoir une autre opinion.

Jamais nous n'avons pu anesthésier complètement une grenouille, et les sensations locales même étaient encore perçues après plusieurs minutes.

Sans doute, dans ses expériences M. Nunneley ne s'entourait pas de ces petites précautions qui sont le seul moyen d'arriver à un vrai résultat.

[1] *Surgical and medical Journal d'Edimbourg*, octobre 1849.

En effet, nos grenouilles, comme celles sur lesquelles il expérimentait, se trouvaient facilement anesthésiées, si on n'avait soin de séparer par un écran la
tête du tronc, d'une manière aussi complète que possible ; mais, dans ces conditions, les résultats étaient
tout autres.

C'est sur ces faits que M. Richet basa sa théorie, et
qu'il institua des expériences dont les résultats au-
raient dû le ramener de suite à une opinion différente.

Ayant plongé deux doigts dans deux verres différents, l'un rempli d'éther, l'autre d'alcool, il les y
laissa environ cinquante minutes. Il ne tarda pas à
s'apercevoir que l'action anesthésique était à peu près
nulle ; mais ayant senti quelques fourmillements dans
le doigt plongé dans l'éther, il crut à une absorption
de cet agent, qui bientôt après disparaissait dans le
torrent circulatoire.

C'est alors que, pour arrêter les molécules d'éther,
M. Richet s'entoura le doigt d'une ligature, qui, pour
nous, fut le point de départ de l'anesthésie qui se produisit bientôt après.

Nous ne nions pas que dans quelques cas il n'y ait
eu absorption, loin de là ; mais ce n'est pas par cette
pénétration de l'éther dans les tissus que l'anesthésie
s'est produite.

MM. Broca, Morel-Lavallée, Follin, se sont mis
dans les conditions les plus favorables pour atteindre
ce but, mais l'anesthésie n'est pas survenue.

Les expériences de M. Robert donnèrent aussi des résultats négatifs, et nous n'avons pas été plus heureux que ces chirurgiens.

Encore, dans ces faits, la peau est mise en contact prolongé avec l'éther, qui détruit la matière grasse dont on se sert pour éviter l'anesthésie de certaines parties, comme nous le verrons bientôt.

Mais, sous l'influence du pulvérisateur, les conditions se trouvent bien changées : l'éther est évaporé par son contact même avec les parties, et le froid produit, resserre les tissus.... Sont-ce là des conditions favorables à l'absorption ?

Tout le monde connaît les expériences de Follin et Le Comte : le résultat produit est le froid, et c'est le froid seul qui détermine l'anesthésie.

Cependant, lorsqu'on dirige le jet d'éther dans une partie déjà incisée, si, par exemple, on continue l'anesthésie pendant toute l'opération, comme l'ont fait MM. Bouisson et Estor dans les observations III et XXIX, alors, à l'action du froid se joindra celle de l'éther lui-même. Cette action sera stupéfiante selon M. Richet; ou, d'après M. Serres, mécanique et désorganisante.

Mais, dans tous les autres cas, le froid seul produira l'anesthésie. C'est ici le lieu d'examiner le mode d'action du froid, qu'il soit le produit de l'éther ou des mélanges réfrigérants.

Nous avons dit, en commençant, que l'anesthésie

locale pouvait être produite par arrêt de l'influx sanguin ou par arrêt de l'influx nerveux.

Le froid détermine-t-il l'anéantissement de la sensibilité par l'arrêt de l'une ou de l'autre de ces sources de la vie, ou par l'arrêt des deux réunies?

Nous sommes porté à croire que, dans l'anesthésie locale, il se passe, comme le dit M. Guérard, le même phénomène que dans l'onglet.

Même, dans la plupart des cas, il n'y aurait pas engourdissement direct des expansions nerveuses, mais seulement un arrêt de la circulation capillaire, et déterminant une paralysie par anémie.

L'observation simple de ce qui se passe dans l'anesthésie nous le montre suffisamment.

Que voit-on se produire, en effet, sous l'influence du jet d'éther?

La partie se décolore, avons-nous dit, et dans les observations II, III, nous avons fait remarquer la couleur parcheminée des condylomes.

Le sang abandonne les nerfs, qui, ne recevant plus ce liquide, perdent leur sensibilité.

Une preuve à l'appui de ce que nous avançons peut se tirer encore de nos observations. Nous avons vu en effet que, pour anesthésier les parties enflammées, il faut un temps beaucoup plus long.

Peut-être nous dira-t-on que dans ce cas la température des tissus est plus élevée, et que pour atteindre une température plus basse il faut plus de temps.

Remarquons tout de suite que la différence dont il serait question dans ce cas serait à peine appréciable, si toutefois cette différence existait.

Or, les expériences de MM. Andral et Roger prouvent que dans les tissus enflammés la température du sang n'est pas changée, et tout le monde admet aujourd'hui cette opinion.

S'il faut plus de temps pour obtenir l'anesthésie sur des tissus enflammés, c'est que ceux-ci sont gorgés de sang, et que pour arriver à resserrer les vaisseaux, pour anémier la région, il faut aussi un temps plus long.

Mais il est une circonstance qui semble avoir échappé jusqu'à ce jour aux observateurs.

Lorsqu'on anesthésie une partie de la main, si l'action se prolonge un certain temps, on perçoit bientôt dans le coude, sur les trajets des nerfs cubital ou radial, une douleur sourde et qui rappelle celle dont nous parlions au commencement de ce travail, mais en l'attribuant à un choc.

Quelle est la cause de cette douleur?

L'anesthésie n'a certainement pas atteint cette région, et, dans d'autres cas de ce genre, d'où naît la douleur qui se fait sentir toujours à une distance éloignée du point anesthésié?

Pourrait-on dire qu'à la suite de la rétraction des tissus, les fibrilles nerveuses qui rampent dans l'épaisseur des téguments peuvent être comprimées; que le névrilème lui-même, en se crispant sous l'action du froid, peut comprimer la substance nerveuse et propager l'anesthésie dans un point éloigné?

Il nous semble qu'il est une explication plus simple et toute physiologique, qui satisfait mieux l'esprit.

Pour nous, la douleur produite l'est simplement par action réflexe. On sait, en effet, que lorsqu'une cause de nature paralysante agit sur certaines branches de l'arbre nerveux, elle peut, elle aussi, étendre son influence du côté des centres, être renvoyée alors par un mouvement réflexe, et rayonner sur des régions périphériques plus ou moins éloignées.

Ce fait physiologique est démontré, et les exemples qu'on en peut citer sont nombreux; mais il n'est pas dans notre sujet de le traiter longuement, et nous renverrons pour plus de détail aux *Leçons sur le diagnostic et le traitement des principales formes de paralysie des membres inférieurs*, de Brown-Séquard [1].

Nous n'en citerons que deux, tirés de la Clinique de Graves [2], et qui semblent se rapprocher le plus de notre sujet.

Le premier fait se rapporte à une jeune dame qui, s'étant blessée au côté interne du doigt annulaire avec une aiguille émoussée, éprouvait dans ce doigt un engour-

---

[1] Des principales formes de paralysie des membres inférieurs, par Brown-Séquard; trad. de l'anglais par Gordon.

[2] Graves; Leçons de clinique, tom. 1.

dissement considérable, accompagné d'une grande diminution de la sensibilité. Graves n'hésita pas à lui faire remarquer que le petit doigt devait être aussi engourdi, ce que la dame reconnut en effet.

Quelle était l'explication de ce fait ? L'impression produite s'était propagée, par un trajet rétrograde, du côté des centres nerveux et avait été atteindre, bien au-dessus de la plaie, la branche que le nerf cubital envoie au petit doigt.

Nous voyons ici une cause accidentelle amener l'engourdissement d'une branche nerveuse, faire sentir son influence sur un autre rameau et donner lieu, en définitive, aux mêmes phénomènes que si elle avait agi sur le tronc même du cubital.

Le deuxième fait est connu de tout le monde et semble être l'image du phénomène que nous voulons expliquer.

Si vous maniez de la neige, si vous plongez vos mains dans un mélange réfrigérant ou dans un liquide d'une basse température, au bout de quelque temps les parties refroidies perdent leur sensibilité, puis leur motilité, et vous avez ainsi produit une paralysie locale, momentanée mais complète.

Cette paralysie n'est pas limitée aux doigts et aux mains, elle s'étend plus loin : les muscles de l'avant-bras ne peuvent plus exécuter les mouvements de flexion et d'extension, et l'articulation du poignet est presque immobilisée.

On voit que les causes qui agissent sur les extrémités périphériques des nerfs n'ont pas toujours une influence purement locale, mais elles peuvent étendre leur action du côté des centres nerveux, et atteindre des parties plus ou moins éloignées.

Si on considère maintenant que la douleur dont nous parlons ne se produit pas chez tous les sujets, et qu'il faut toujours un temps assez long pour qu'elle se manifeste, nous ne pourrons nier qu'il y ait aussi anesthésie par l'arrêt de l'influx nerveux.

En résumé donc, l'anesthésie, si elle n'est que passagère, sera produite par arrêt de l'influx sanguin, et par arrêt de l'influx du sang et de l'influx nerveux toutes les fois que la cause qui la produira sera de plus longue durée.

Dans ce dernier cas, chez bon nombre de sujets la douleur réflexe se fera presque toujours sentir.

CHAPITRE IV

Marche des plaies déduite de l'observation.

———

Nous avions entendu dire bien souvent que les plaies faites sous l'action de l'anesthésie locale par l'éther pulvérisé, mettaient longtemps à se guérir, qu'elles languissaient et suppuraient beaucoup.

Les observations de M. Demarquay confirmaient ce dire, et cependant les quelques opérations entreprises sous M. Estor, et plus tard celles que pratiqua M. Bouisson, nous laissaient encore dans le doute à cet égard.

Il est vrai que dans l'observation II, la malade reste longtemps à guérir, et qu'on est même obligé de répéter souvent les cautérisations au nitrate d'argent pour accélérer la cicatrisation ; mais aussi quel était le tempérament de la femme, quelles étaient ses forces physiques ?

Pour nous qui connaissons le sujet, et de l'avis de M. Estor lui-même, la plaie n'aurait pas marché plus vite vers la guérison si on avait employé tout autre moyen.

Les observations VI, XIV, etc., nous indiquent aussi une certaine paresse que l'on ne saurait trop mettre sur le compte du sujet ; on a été aussi réduit à exciter la cicatrisation dans les observations V, VII, où on avait tout à espérer qu'une réunion immédiate aurait lieu.

L'observation XXIX, de l'amputation de la jambe, bien que suivie d'un résultat fâcheux, peut-elle nous pousser à croire que l'anesthésie locale ait contribué le moins du monde à la perte du sujet ?

Nous ne saurions le penser : la douleur du premier temps, comme nous l'avons dit, a été nulle ; on a continué l'anesthésie pendant tout le temps de l'opération, et cette manière de faire rentre dans le mode de pansement que suivait M. Jules Roux (de Toulon) après les grandes opérations.

Et d'ailleurs, à côté de ces observations, qui peuvent, nous le voulons bien, ne laisser que du doute à l'esprit, combien en citons-nous où les plaies marchent régulièrement et où même on obtient une guérison par première intention ?

Nous avions pensé un instant qu'une statistique pourrait nous fixer dans une opinion ; mais, de ce que nous aurons recueilli plusieurs centaines d'observations, de ce que les deux tiers des plaies auront langui, de ce qu'il aura fallu les cautériser souvent, s'ensuivra-t-il qu'on puisse en accuser l'éthérisation locale ?

Oui, s'il était permis d'obtenir toutes les conditions que nécessite la statistique.

Or, vous savez combien il est difficile dans tous les cas, et ici surtout, de s'entourer de toutes ces précautions et de s'éloigner des causes d'erreur.

Il fallait avoir des cas sous les yeux, connaître le tempérament des sujets sur lesquels on opérait, observer, s'il était possible, sur le même individu la marche de deux plaies faites dans les mêmes conditions, presque dans le même moment, l'une d'elles ayant été précédée de l'anesthésie locale, l'autre sans son secours.

Il est inutile de dire que ce parallèle était difficile à établir, et surtout chez un grand nombre de malades.

Nous avons pourtant essayé de réaliser notre projet; mais au lieu d'hommes, nous avons eu recours aux animaux, et peut-être le résultat n'en aura pas souffert, vu les bonnes conditions de santé dans lesquelles ils se trouvaient.

Obs. xxxv. Sur une chienne âgée de deux ans, nous avons successivement fait deux incisions : l'une à droite, l'autre à gauche du thorax, à 2 centimètres environ des mamelles.

La plaie droite avait été faite à l'aide du pulvérisateur. Le résultat ne laissa rien à désirer, nous obtînmes une cicatrisation immédiate des deux côtés.

Obs. xxxvi. Nous avons essayé de couper les deux pattes de devant à un lapin, toujours en suivant la même marche; le pansement était difficile, et la douleur produite nous avait paru assez vive. Nous devons avouer que la suppuration allait mal, et que la plaie du côté anesthésié a mis longtemps à se guérir, tandis que l'autre le fut assez rapidement.

Obs. xxxvii. C'était encore sur la première chienne que nous enlevâmes deux morceaux de peau; dans ce cas encore, la plaie anesthésiée était plus pâle, et les bourgeons charnus demeurèrent plus longtemps à se régulariser.

Enfin, nos expériences se sont réitérées un grand nombre de fois, et nous pourrions citer une foule d'observations du genre de celles que nous venons de vous soumettre, si nous ne craignions d'être fastidieux, et si la question que nous traitons n'était résolue déjà.

D'une manière générale, les plaies produites à l'aide de l'éther pulvérisé ont mis plus longtemps à se cicatriser, et leurs lèvres restent plus pâles et présentent quelquefois un assez mauvais aspect.

Mais la différence qui existe dans la marche de la cicatrisation est bien petite; aussi cette considération ne devra jamais arrêter le chirurgien qui, en se servant de l'anesthésie, évitera toujours aux malades une grande part de souffrances, quand il ne les privera pas de toute douleur.

Nous croyons cependant indiquer ici une opinion généralement admise par tous ceux qui se sont occupés d'éthérisation locale, et qui semble trouver naturellement sa place dans ce chapitre.

Le manque de vitalité des lèvres des plaies et des tissus qui ont subi l'action de l'anesthésie locale, devra constituer une contre-indication de son emploi dans les autoplasties, et d'une manière générale dans toutes les opérations où-le lambeau devra être taillé mince.

Dans ces cas, en effet, le manque de vitalité des tissus pourrait contribuer à donner un mauvais résultat à l'opération, car on sait combien la vie est nécessaire à la peau, pour se greffer sur les nouveaux tissus avec lesquels elle va être mise en rapport.

CONCLUSION.

L'anesthésie locale serait un progrès immense, si elle pouvait remplacer la méthode générale ; mais, telle qu'elle est aujourd'hui, elle est digne encore de l'attention des chirurgiens.

On peut dire, dès aujourd'hui, que la méthode anesthésique est complète, et que, sauf quelques rares exceptions, on pourra toujours priver le patient de la douleur des opérations chirurgicales.

Nous avons porté notre jugement sur plusieurs des agents employés localement ; nous avons dit quelle

était la valeur anesthésique du chloroforme, de l'amylène, du sulfure de carbone, etc., etc.

L'observation et ce que nous avons dit déjà, nous
fixeront bien vite sur l'importance des autres modes
que nous avons étudiés..

La compression et la narcotisation locale pourront,
dans certains cas, aider l'anesthésie par le froid ; et
dans cette méthode, il est évident que l'éthérisation
devra toujours être préférée.

Les faits prouvent ce que nous avançons, et le
parallèle que nous avons cité entre la glace et l'éther
achèvera de convaincre chacun, si nous ajoutons que
dans tous les pays il sera toujours facile de se procurer
de l'éther, alors qu'on trouvera rarement de la glace,
dans les campagnes surtout.

Mais, le choix d'un anesthésique fait, dans quels
cas devra-t-on s'en servir?

Nous avons dit plus haut que l'éthérisation locale
était le complément de la méthode anesthésique ; c'est
déjà indiquer que, dans toutes les opérations où l'anesthésie générale ne pourra être employée, il y aura in-
dication de se servir de l'éther pulvérisé.

Cependant, nous devons de suite ajouter que ce
mode anesthésique sera rejeté, comme l'anesthésie générale, dans les opérations qui ont pour but la douleur
et dans celles faites dans des cas où il existe des causes
préalables de torpeur ou d'insensibilité.

Dans ces cas, en effet, l'abstention de tout anesthésique se déduit comme une conséquence naturelle, aussi n'insisterons-nous pas sur cette source de contre-indications.

En examinant maintenant les cas où l'éther et le chloroforme doivent être rejetés, nous poserons les indications de l'éthérisation locale.

On comprend que cette appréciation appartient à l'opérateur ; mais il a été établi des principes généraux, et ce sont ceux-là que nous allons examiner.

M. le professeur Bouisson, dans l'ouvrage que nous avons déjà cité si souvent, s'exprime ainsi à ce sujet :

« Renoncez à l'éther et surtout au chloroforme

» 1° Chez les sujets extrêmement affaiblis par des hémorrhagies ou par une chlorose anémique spontanée ;

» 2° Chez les épileptiques, les hystériques à constitution délabrée ;

» 3° Chez les individus qui paraissent très-disposés aux congestions cérébrales, ou qui ont un ramollissement du cerveau ;

» 4° Chez ceux qui tombent très-facilement en syncope ;

» 5° Chez les malades disposés à l'hémoptysie, à l'apoplexie pulmonaire ;

» 6° Chez ceux qui ont des lésions organiques du cœur, petitesse et intermittence du pouls. »

Il est encore une source de contre-indications qui se rapporte aux opérations,

Nous suivrons encore ici l'ordre tracé par notre Maître :

« 1º Les opérations très-courtes et peu doulou-réuses ;

» 2º Les opérations qui exigent une participation active du malade ;

» 3º Les opérations où la sensibilité sert de guide au chirurgien. »

On pourra nous objecter que, dans cette dernière catégorie, l'anesthésie locale ne sera pas plus de mise que la méthode générale, puisque la sensibilité doit être conservée.

Mais, comme le fait très-judicieusement observer M. Bouisson, il est fort peu de cas dans lesquels la douleur soit un guide assez utile pour ne pas en affranchir l'opéré, et dans ces opérations, ligatures d'artères, extraction de corps étrangers, l'anesthésie locale, en insensibilisant les parties superficielles seulement, permettra encore au chirurgien d'éviter une méprise.

Telles sont les conclusions auxquelles nous sommes forcément amené par le raisonnement.

Mais, alors même que le chirurgien doit pratiquer une petite opération, alors qu'il semble être conduit naturellement à se servir de l'éthérisation locale, il peut être arrêté par quelques inconvénients démontrés par la pratique.

Nous avons cité les autoplasties; nous citerons encore les cautérisations au fer rouge, l'odeur de l'éther et sa grande inflammabilité.

Il paraîtrait, en effet, que des accidents graves, des brûlures assez étendues, se seraient produits dans les applications du cautère.

Nous sommes assez disposé à croire à ce fait, mais il n'en est pas de même de l'odeur et de l'inflammabilité de l'éther.

On comprendra en effet qu'il sera toujours très-facile de se mettre à l'abri de ces inconvénients, contre lesquels M. Marjolin s'élève avec tant de force.

Il suffira dans ces cas de se mettre à un courant d'air, qui dispersera facilement les vapeurs d'éther et accélèrera aussi de beaucoup la marche de l'anesthésie.

C'est ainsi que nous avons pu opérer plusieurs fois le soir à la lumière, sans qu'il nous soit arrivé aucun accident.

Aussi pour nous, les opérations d'urgence pourront être faites à toute heure, en s'entourant toutefois de certaines précautions; en laissant un courant d'air, par exemple, et en tenant les lumières derrière le pulvérisateur et du côté opposé au jet d'éther.

Mais la pulvérisation de l'éther, si commode et si facile, n'est pas seulement utile au chirurgien, elle peut rendre encore bien des services au médecin.

C'est ainsi que ce dernier pourra l'employer avec succès au traitement de différentes affections douloureuses, démangeaisons, névralgies, cancer, etc., etc.

CHAPITRE V

Des Appareils.

Le premier des appareils à anesthésie locale est dû à M. Guérard, et c'est à M. Mathieu que nous en devons la construction.

Nous ne donnerons pas la description de cet instrument, dont on ne se sert plus aujourd'hui ; mais nous rappellerons que si l'Angleterre l'a perfectionné, son origine est française, comme l'idée du système.

C'est l'appareil Richardson qui a rendu, on peut le dire, les plus grands services, et c'est aussi le seul que nous décrirons complètement dans tous ses détails.

Appareil Richardson. — Cet appareil se compose essentiellement : 1° d'un flacon qui renferme le liquide que l'on veut pulvériser ; 2° d'un appareil pulvérisateur.

Le flacon contient environ de 100 à 150 grammes de liquide, et il est gradué, ce qui permet de mesurer la quantité de liquide dépensé.

Le pulvérisateur est des plus ingénieux, il se compose de deux parties. Un premier système sert à transmettre un courant d'air continu au reste de l'appareil ; c'est un tube en caoutchouc, renflé de deux boules de même substance : l'une est située à son extrémité, l'autre à sa partie moyenne.

La première, munie d'une soupape, fait l'office de soufflet ; l'autre est un réservoir qui transforme en même temps la force de projection intermittente du soufflet en une force de projection continue.

La seconde partie de l'appareil se compose d'un tube métallique d'un diamètre de 5 millimètres environ, sur la partie moyenne duquel s'adapte le tube qui transmet le courant d'air.

Il existe encore un tube capillaire métallique qui s'engage dans le premier sans juxta-position.

Ces deux tubes sont d'inégale longueur ; en effet, leur extrémité supérieure, effilée en pointe, est placée à environ 1 centimètre l'une de l'autre ; leur extrémité inférieure est au contraire fort éloignée ; l'un, le plus petit de diamètre, celui qui est inclus, plonge dans l'éther ; l'autre, qui lui sert de manchon, n'atteint pas la surface du liquide.

Cet appareil a reçu de grandes et nombreuses modifications que nous n'expliquerons pas ici, car tout le monde les connaît.

Nous citerons seulement MM. Robert et Colin, M. Mathieu et M. Sales-Girons, comme étant les auteurs des modifications les plus importantes et les plus utiles apportées à ce pulvérisateur.

M. Galente construisit aussi un appareil, d'après les indications de M. Demarquay.

Dans ces dernières années, enfin, le nombre des appareils s'est augmenté considérablement : nous avons cité déjà celui de M. Le Play, qui est empreint d'un cachet original, et chez lequel l'air, remplacé par un courant d'acide carbonique qui pulvérise l'éther en se mêlant à lui, contribue aussi à l'anesthésie locale.

Nous citerons encore le pulvérisateur de M. Stapfer, avec lequel on a obtenu des résultats aussi avantageux qu'avec le nôtre.

Mais nous dirons aussi, eu égard à la question de priorité, que cet appareil, qui ressemble beaucoup au nôtre par la forme et n'en diffère point par le principe, a le désavantage sur le nôtre d'avoir été construit quelques mois après.

Comme on le voit, les appareils sont nombreux, et chacun a semblé conprendre que, de la perfection de l'instrument, dépendait le succès de la méthode.

C'est aussi ce que nous avons pensé, et c'est cette idée qui nous a poussé à construire, avec M. Martin, un pulvérisateur.

Jusqu'à ce jour, tous les appareils, on peut le dire, n'étaient que des modifications de celui de Richardson ; on avait cherché à donner plus de force au courant d'air, on avait effilé les tubes , mais les inconvénients du modèle persistaient encore.

Il fallait obtenir une poussière d'éther aussi ténue que possible, afin d'obtenir une évaporation rapide sans laisser mouiller les tissus par le liquide non évaporé.

On comprend de suite cette loi, qui est la seule qu'on puisse formuler, mais que les modifications n'avaient pas réalisée.

Ce n'est pas en effet par un courant d'air très-fort qu'on pouvait arriver à ce résultat, ce n'était seulement pas non plus par un tube bien effilé.

Il était nécessaire que ces deux conditions fussent liées entre elles par un rapport simple, et en plaçant les tubes l'un dans l'autre on ne pouvait atteindre ce but.

On voit, en effet, que souvent l'air n'avait pas assez de liquide à pulvériser, que plus souvent il y en avait trop, et de là une pulvérisation grossière qui laissait le liquide recouvrir les tissus et retardait l'évaporation et par suite l'anesthésie.

En laissant au contraire les deux tubes indépendants et rapprochés par leur pointe, la proportion entre les deux courants devait s'établir fatalement : en effet, s'il arrive trop d'éther , toute la quantité non pulvérisée coulant le long du tube à air, sera perdue, il est vrai, mais ne gênera point la pulvérisation.

Il suffisait donc, ce point établi, de chercher à amener toujours trop d'éther, puis à limiter ce trop.

Appareil à Anesthésie locale de M. M. GENSOLLEN et MARTIN,
Construit par M. MATHIEU à PARIS.

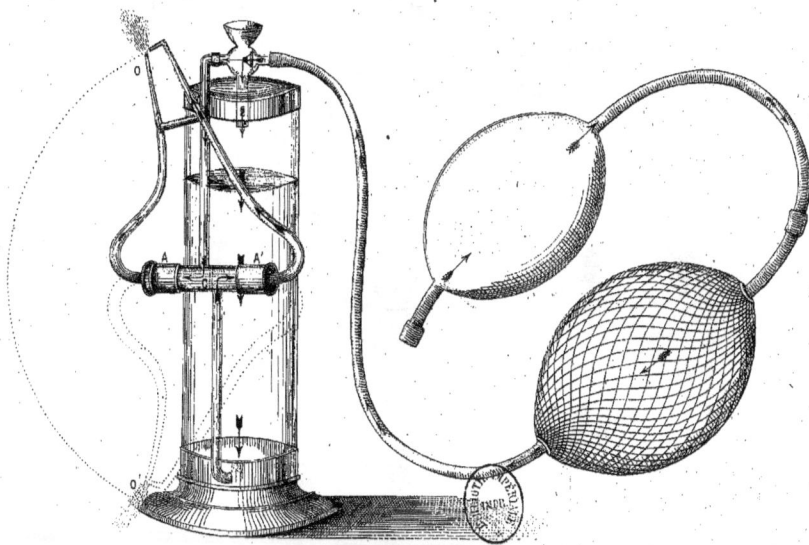

Nous sommes arrivé à remplir ces dernières conditions avec M. Martin, en modifiant la largeur des tubes, chose dépendante de l'ouvrier seulement, et toujours facile quand il aura compris les principes sur lesquels doit reposer la construction d'un bon pulvérisateur.

Les succès que nous avons obtenus, et ceux de M. Stapfer, semblent nous prouver que nous sommes entrés dans la vraie voie ; puissions-nous maintenant obtenir l'assentiment de nos Maîtres, qui sera pour nous la meilleure des récompenses.

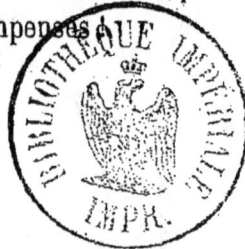

FIN.

Page 42, lig. 24, *au lieu de* : nous décrirons enfin, *lisez* : dirons un mot.
42, lig. 26, *au lieu de* : et celui, *lisez* : et décrirons celui.

241

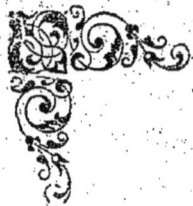

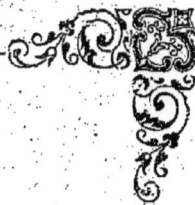

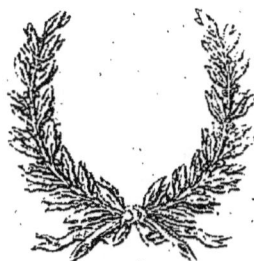

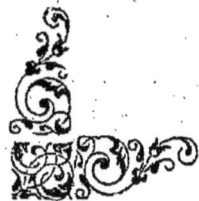

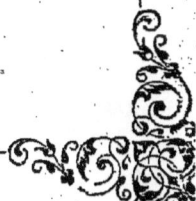